慈方中医特效真传书系

经脉、极联针灸特效疗法精要

贾海忠 著

中国中医药出版社

·北京·

图书在版编目（CIP）数据

经脉、极联针灸特效疗法精要 / 贾海忠著 . —北京：
中国中医药出版社，2020.10
（中医师承学堂）
ISBN 978-7-5132-6280-4

Ⅰ．①经… Ⅱ．①贾… Ⅲ．①经脉—研究 ②针灸疗法
Ⅳ．① R224.1 ② R245

中国版本图书馆 CIP 数据核字（2020）第 110967 号

中国中医药出版社出版

北京经济技术开发区科创十三街 31 号院二区 8 号楼
邮政编码　100176
传真　010-64405750
河北省武强县画业有限责任公司印刷
各地新华书店经销

开本 710×1000　1/16　印张 12　字数 170 千字
2020 年 10 月第 1 版　2020 年 10 月第 1 次印刷
书号　ISBN 978 - 7 - 5132 - 6280 - 4

定价　92.00 元
网址　www.cptcm.com

社 长 热 线　010-64405720
购 书 热 线　010-89535836
维 权 打 假　010-64405753

微信服务号　zgzyycbs
微商城网址　https://kdt.im/LIdUGr
官 方 微 博　http://e.weibo.com/cptcm
天猫旗舰店网址　https://zgzyycbs.tmall.com

如有印装质量问题请与本社出版部联系（010-64405510）

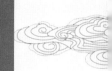

徐序

　　中西医结合一直是我关注的学术研究领域，我也为此付出了长期的学习和思考。自从毛泽东主席提出中西医结合的办医方针以来，中西医结合一直被医学界热烈探讨，特别是中医界。甚至，有人对于中医与西医是否能结合提出否定意见，并常常借此批评中西医结合将中医的发展带入歧途。

　　中医和西医是基于两个不同的思维而建立起来的医学体系。中医是古代科学的集大成之学，有其先天的早熟性。同时由于中医传承方式的封闭性，造成中医创世先贤的智慧以递减的趋势传承到现在。西医是随着文艺复兴和现代科学技术进步而发展起来的医学，主要是基于人体解剖和物质细分以及物质之间的化学反应而建立起来的。这自然决定了西医认识人的生命和疾病的局限性，这种局限性肯定会严重制约西医诊治复杂疾病的能力。

　　从中医和西医的特征看，两种医学体系有其天然的互补性，这就不难理解为什么毛泽东主席提出中西医结合。然而，在现实的医学实践中，中西医结合非常艰难且备受争议。这里犯了一个基本的战术错误，就是原本需要两个医学体系的高手长期互相探讨、研究和实践才能实现的医学融合，却通过广大的基层医生去实践，自然是成效甚微和争议不断。纵观学术的发展史，任何交叉学科的产生无不是两个学科的高手互学互鉴而产生的，更不要说两个如此复杂的医学体系交叉！

　　今天，我很荣幸读到贾海忠教授关于中西医结合的专著，该书是他经过38年不断地理论探研、全科医疗实践求证，矢志不移，不懈努力而写成的融合医学著作。在书中，他创造性地提出了贯穿融合医学体系的观念思想：以全方位动态审视病人的物质世界和精神世界；以病人"真实"的生命物质变化为基础；以"一"的整体观为认识起点；以阴阳之"二"为认识工具；以"一分为三"为认识和实践的基本准则；以"一分为多"为认识和实践的深化细化准则，将中医、西医的宏观－中观－微观三者有机融合，以期解决人类疾病。

  贾海忠教授是位熟练掌握中西医知识和临床技术的专家，38年的临床实践和矢志不移的探索使他成为熟练掌握这两个医学体系的高手，所以他能在中西医结合这条艰难曲折的道路上走出一条属于自己的成功之路。他在此书中提出的各种观点和治病方法，由于我不是临床专家，在此不做详细评述，留给此书的读者，特别是中西医结合专家，去思考和探讨，甚至批判和改进。在此我只对贾教授这种矢志探索中西医结合而建立崭新融合医学的精神而大声喝彩！如果我们的医学专家都能拿出贾教授这样的高度和广度来探索中西医结合之路，我们的国家一定会在不远的将来为世界贡献出一个崭新的医学，来解决全人类所面临的疾病。

北京中医药大学 徐安龙

戊戌年仲夏

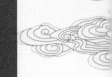

史序

　　中西医学产生于不同的历史、文化、哲学实践背景，但医学的目的都是治病救人。生命科学是一深奥复杂的系统，虽然人类对此的探索从未终止，但我们的认知仍然是有限的，从不同的医学体系、多层面、多视角地学习、观察和实践，并逐步取长补短，有机融合，总是有益的。尤其长期扎根临床，亲临一线，有中、西两套医学体系的学习、思考和实践背景更难能可贵。贾海忠大夫三十多年的艰苦探索，特别是在现代化大型综合医院（中日友好医院）二十余年的学习实践，积累总结，厚积薄发，著成这套"慈方中医特效真传书系"。在这套书系中体现了其深刻的睿智、颠覆性的融合思维以及倾囊相授的博大胸怀。

　　先辈章次公大师约在一百年前已经提出"欲求融合，必先求我之卓然自立"。恩师朱良春强调"中医之生命在于学术，学术之根源本于临床，临床水平之高低在于疗效，所以临床疗效是迄今为止一切医学的核心问题，也是中医强大生命力之所在"，告诫我们临床疗效是中医安身立命之本，也是继承创新之源泉。

　　"医以德为本，验从善中来"，"慈方中医特效真传书系"将以慈悲为怀，不忘初心，"发皇古义，融会新知"，造福社会，为中西医融会增光添彩。

史载祥

戊戌初秋

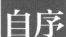

自序

我从 1980 年步入医学领域后，就看到了中西医学知识、临床疗效的纷繁差异，遂立志要将中西医有机地融合在一起。

经过在河北中医学院、北京中医药大学及临床中刻苦学习中西医学知识，并经此后在中日友好医院等机构三十余年一线临床实践后我发现：中西医融合是历史的必然，从观点观念、医学思想、医学理论、诊断手段、防治技术各个方面，中西医都各有所长，完全可以融合在一起。

经过 38 年不断地理论探研、全科医疗实践求证，矢志不移，不懈努力，不但精研中西医学知识、观察中西医学各自的疗效差异原因，还广泛涉猎各种哲学思想，向同行们学习请教，我已初步创立了能够集优秀医学成就于一体的崭新的融合医学体系。

（一）融合医学体系贯穿的主要观念思想

1. 观点：全方位动态审视物质世界、精神世界。

2. 以"真实"为基：①世间一切都是有条件的存在；②世间一切都是发展变化的；③一切变化都遵循因果规律；④客观世界具有时空无限性；⑤客观世界遵循质量守恒定律；⑥一切本质的变化都会通过现象表现出来；⑦客观世界可以被我们有条件地认知；⑧客观世界称为"真实"，符合客观世界的人类认知称为"真理"；⑨作为客观世界的元素，人可以有条件改变客观世界；⑩遵循客观规律才会知行无碍。

3. 以"一"为认识起点：即"整体观念"是融合医学体系的认识起点。

4. 以"二"为认识工具：中医的"阴阳学说"是最为具体的"一分为二"认识法，具有很强的实用性，沿用它可以保留中医最为合理的理论内核。

5. 以"三"为认识和实践的基本准则："一分为三"法是"一分为二"法的深化，更加切合实际，非常利于指导具体实践。例如上中下、寒平热、湿平燥、低平高、三阴、三阳等，避免了"非此即彼""非此病即彼病"的不切实际的对立思维。

6. 以"多"为认识和实践的深化细化准则："一分为多"法比"一分为三"法更加细化，更易把握事情的特点，更加有利于在整体观念下准确把握疾病细微特征，寻找"四两拨千斤"的解决方法，从而使中医五行学说及其运用成就得到传承，西医的各种细分理论也能得到很好地应用，各种优秀成果都能融会贯通。

7. 以"大容小"为指导思想妥善处理中西医理论的关系：在认识宏观、中观、微观的健康与疾病方面，中西医均有一定的认识；但在概念上，中医概念的内涵大、西医概念的内涵小。以中医概念为统领，以西医概念为补充，可以处理好中西医的理论融合。

8. 以"宜而优"为原则确立各种现有中西医理论和实践方法的取舍次第：所谓"宜"就是适合解决实际问题，所谓"优"就是效果好。

9. 以"简而优"为原则确立中西医治疗方法的取舍次第：所谓"简"就是操作简便，所谓"优"就是效果好。在融合医学体系内，不选择"繁而劣"的诊治技术。在没有"简而优"的诊治方法时，"繁而优"也可作为选择。一切以解决问题、保护健康为指归。

10. 传承创新，取长补短，走向完善：中医、西医均详于宏观 – 中观 – 微观，但传统中医重点关注整体内部的气化关系（气化医学），西医重点关注整体内部的形态关系（形体医学），而中医里"形与神俱"的心身医学，则重点关注整体内部的神形关系。"形态 + 气化 + 精神"的完美结合才能解决人类的大多数疾病。

（二）根据指导思想，融合医学体系取得的成就

1. 将"阴阳－气化－物质代谢"有机地统一在一起。

2. 将"阴阳－解剖形态"有机地统一在一起。

3. 将"五行－生长化收藏－变动发生规律"有机地统一在一起。

4. 将"形－气－神－藏象"有机地统一在一起。

5. 将"风（寒、热、燥、湿）、暑（湿热）、七情、外伤、劳逸、微生物、理化病因、社会病因等"有机地统一在一起。

6. 将"化学药、草药、动物药、矿物药辨证应用和现代药理"有机地统一在一起。

7. 将"望闻问切和实验室检查"有机地统一在一起。

8. 将"保健养生的理论和实践"有机地统一在一起。

在以上系列成就的基础上，吸取广大医家的临床经验，通过全科医学临床实践验证，计划先期从如下方面全面奉献我们的实践经验：

1.《纬脉针灸特效疗法精要（疼痛篇）》

2.《纬脉针灸特效疗法精要（非疼痛篇）》

3.《经脉、极联针灸特效疗法精要》

4.《功能单元针灸特效疗法精要》

此外，还将总结并推出循环系统、神经系统、血液系统、呼吸系统、消化系统、泌尿系统、生殖系统、皮肤系统、运动系统、结缔组织系统、视听系统以及精神系统等疾病的诊治真传，并着力思考总结融合医学体系的基础学科。

致 谢

感恩父母把我生在这个特殊的历史年代，能够在中西医学剧烈冲突与融合的时代从医。

感恩创立并完善辩证唯物主义、道教、佛教的古圣先贤，是他们的思想让我站在了恰当的高度，看透医学纷争的真相，为融合医学的完善找到了解决方案。

感恩我的恩师李少波教授、史载祥教授、薛伯寿国医大师、鲁兆麟教

授及所有在不同时期给予我教导的老师，感恩所有给我成长成熟提供帮助的患者和朋友。

感谢北京中医药大学校长徐安龙教授和恩师史载祥教授为本丛书作序，感谢中国中医药出版社原社长王国辰、现任社长范吉平、策划编辑刘观涛和各位编辑朋友，感谢为本书出版付出心血的弟子们。

感谢爱妻张新兰几十年如一日地陪伴支持，感谢爱子贾岱琳传承发扬融合医学事业。

俗话说"愚者千虑必有一得"，书中所述皆作者"千虑之一得"，定有不妥，还望同道不吝赐教，以资采纳后再版分享给读者。

贾海忠

2018 年 7 月

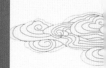

上篇　慈方经脉理论与应用

下篇 慈方极联理论与应用

上篇
慈方经脉理论与应用

　　我们已经了解到人体结构和功能的很多方面都和经络有关系，但是当我们仔细思考的时候，就会有疑问：经络到底是什么？一些研究表明很多现象、规律都是和经络密切相关的，但经络是什么？我们还不知道。

　　今天要开始讲经脉理论，而且还是一个我们在前人基础上有所创新的理论，那是不是乱上加乱呢？听完今天的课，大家就知道了。因为有的学员前两次课没有听到，在讲新东西之前我们做一个简要的回顾。

第一章

经纬脉识

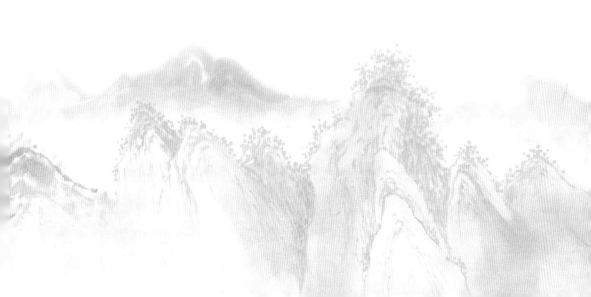

第一节　何为脉

【脉】连贯而自成系统的东西。

我们首先回顾一下什么叫"脉"。在我们人体里有血脉、动脉、静脉、气脉、经脉、络脉、孙脉等很多脉；在自然界有山脉、矿脉、水脉；在植物界有叶脉、茎脉；在社会学里又有"文脉"，还有"一脉相承"等等，都用到"脉"这个词。那么"脉"本身的含义是什么？我们把它概括起来，就很清晰了，就是具有连贯性的、自成系统的东西，就可以称之为"脉"，上面的"脉"基本都是这个意思。所以我们讲的经脉理论也是按照连贯而自成体系的特点形成的。我们今天要讲的经脉，也就是慈方医学创新的经脉体系，是大家可以看得见、摸得着、用得好的经脉体系。

第二节　横向之脉——纬脉

一、道医学的纬脉

【头部三条】额水平、鼻水平、下颌水平。

【身躯三条】膻中水平、脐水平、石门穴水平。

【上肢三对】两肩周环、两肘周环、两腕周环。

【下肢三对】双髋周环、双膝周环、双踝周环。

我们先看一下横向之脉，实际上就是咱们前两讲讲过的"纬脉"，在道医学里面它也有横向的脉：三条头部的，额水平、鼻水平、下颌水平；身躯有膻中水平、脐水平和石门穴水平；上肢也有三对，就是在肩关节、肘关节和腕关节有三个环；下肢是髋关节、膝关节和双踝关节有三个环。这是在道医学里面讲的，实际上就是纬向的脉。

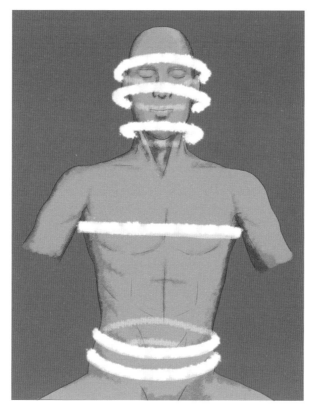

图 1-1　躯干六带脉分布

二、中医学的纬脉

【带脉循行路线】

带脉起于季胁，斜向下行，交会于足少阳胆经的带脉穴，并于带脉穴处再向前下方沿髋骨上缘斜行经五枢、维道，至少腹，绕身一周。

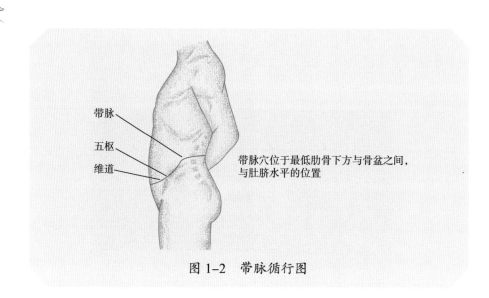

带脉

五枢

维道

带脉穴位于最低肋骨下方与骨盆之间，
与肚脐水平的位置

图 1-2　带脉循行图

中医里面横向的脉有哪些？传统中医里面只有一个，就是带脉。带脉起于季胁部，向前下方经过带脉穴、五腧穴、维道穴，然后在小腹汇合，这是带脉的走向。传统中医里面就只发现一条横向的。

三、慈方医学的纬脉

我们提出横向之脉就是"纬脉"。那么"纬脉"概念的提出，实际上就是受传统医学里面道医和中医的启发来的。带脉的功能等启发我们提出了横向的"纬脉"这个概念。各个纵向的经脉理应在不同纬向上受到约束，才能保证机体的协调严密。咱们中医讲的带脉，只是约束足经的六条经脉，使它们保持协调。手经的六脉就不需要约束保持协调吗？也需要，可是中医里面没有提到这些，于是我们就提出了纬脉的概念，本来应该有，但是传统中医没有提出来。

那"纬脉"到底是什么？我们前两讲专门讲过，慈方医学的纬脉包括 12 对脑纬脉、8 对颈纬脉、12 对胸纬脉、5 对腰纬脉、5 对骶纬脉、1 对尾纬脉。我们可以清晰地看到，人体体表皮节的分布全部是横向的，非常有规律的，在这个基础上，我们根据纬脉理论讲了疼痛、非疼痛疾病的治疗，大家用过以后都感觉疗效很神奇，也很好用。纬脉不光在体表，实际上肌肉和内脏都有纬向上的联系，而且从体表到内脏它们都具有很好的关联性。

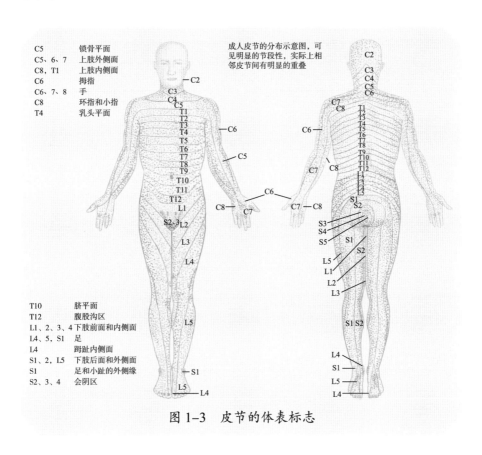

C5	锁骨平面
C5、6、7	上肢外侧面
C8，T1	上肢内侧面
C6	拇指
C6、7、8	手
C8	环指和小指
T4	乳头平面

成人皮节的分布示意图，可见明显的节段性，实际上相邻皮节间有明显的重叠

T10	脐平面
T12	腹股沟区
L1、2、3、4	下肢前面和内侧面
L4、5，S1	足
L4	踇趾内侧面
S1、2，L5	下肢后面和外侧面
S1	足和小趾的外侧缘
S2、3、4	会阴区

图 1-3　皮节的体表标志

第三节　纵向之脉——经脉

下面我们就应该讲纵向的脉了。我们知道，中医的经脉在躯干上都是纵向的，在四肢也是沿着肢体走向的，中医都叫经脉。我们讲过纬脉以后，大家会发现，传统中医讲的经脉其实多是我们慈方医学体系中的"纬

脉"，而不是慈方医学体系中的"经脉"，并不是我们要说的纵向的脉，像足太阳膀胱经就是骶 1 纬、骶 2 纬走向。传统中医的经脉实际上把我们讲的纬脉的一部分表述了。

下面我们谈的是真正的纵向之脉，就是跟纬脉正好呈现垂直交叉的脉，这个才叫经脉。那么经脉要满足哪些条件呢？

1. 具有明确的经向循行路线

第一个条件，就是要有明确的经向循行的路线，这是最基本的条件。

2. 具有可以追溯的发育演变过程

第二个条件，就是可以追溯到它发育演变的过程。我们学习中医经络学的时候，从来没人去讲追溯它的整个发育演变，只是告诉我们去记住，只说古人就是这么发现的，这样去指导临床应用，但是从来不讲原理或者来源。

3. 与特定脏器组织相关联

第三个条件，就是要与特定的脏器组织相关联。这种关联在中医经脉里边也是有的，像手太阴肺经就与肺相关，手阳明大肠经与大肠相关，也就是说经脉一定是和特定脏器组织相关联的。

4. 具有明确的脉息特征

第四个条件，就是具有明确的脉息特征。大家注意过脉息特征是什么吗？我们讲经络的时候只说经络是气血运行的道路。那气血是什么？这都是可想而知的，但是不能够看到，是吧？实际上这就是经脉里边传递的信息，每一条经脉传递的信息特征应该是不一样的，但是每条经脉都要有这个功能，也要有这个条件。

5. 其生理活动具有明确的动力来源

第五个条件，就是经脉的生理活动应该有明确的动力来源。也就是我们要弄清楚经脉是靠什么来进行工作的，它的动力来源是什么。

6. 其病理变化具有明确的病变特征

第六个条件，就是如果出现病理变化，应该有明确的病变特征。要不然谈经脉就没有意义了。因为经脉是我们用来认识疾病的，可用来理解人体的生理功能。如果我们讲的经脉最后都不能够落实到临床，那么我想这样的理论可以不学了，因为落实不到临床就都是空谈，不能够验证它的对错。所以，我们今天要讲的创新的经脉体系一定是要满足这六个条件的。

以上就是刚才提到的这六个条件：经向循行、发育演变、脏器关系、脉息特征、动力来源、病变特征。我们每一条经脉都是按照这六个方面来讲的。

第四节　佛教医学发现的经脉

一、藏医学的可见三脉

我们再看一看以前的医学里面关于经脉的论述。其实在中医学里边已经有了对经脉的论述，藏医学里也发现了纵向的经脉现象。在藏医学里有三个可见的脉：一个叫白脉，一个叫如玛脉，一个叫黑脉。这也不是想象出来的，都是古代藏医们看到以后记录下来的。白脉是什么？其实白脉就是神经。大家只要买过肉，吃过肉，都知道里面的神经是白的，所以当时就把神经叫白脉。而脑为白脉之海，它就像树根一样，自脑向脊髓内伸出一支较粗的白命脉，这就是脊髓。由脑和脊髓发出若干分支，这就是神经。再分布到五脏六腑及四肢，然后到肉眼看不到，因为细小的神经是不能够看得见的。白脉能管感觉和运动，这明显就是在讲神经系统。也就是说藏医学已经发现了神经系统，但是我们中医里边恰恰就没讲神经系统这一块儿。再一个就是如玛脉。如玛脉是什么？就是跳动的脉。这个大家一想就知道了，就是我们现在的动脉，而且它与心脏相连，显然这就是循环系统。那黑脉是什么呢？就是不跳动的脉，本身不跳动，又是脉，颜色是黑的，其实就是静脉。所以藏医学里边的这三个脉，其实是很重要的发现，就是循环系统和神经系统。

二、觉知三脉

另外还有觉知三脉，它们能够被感觉到，但是无法被看到，叫"觉知三脉"。其实在经络实质研究的时候曾经讲过，有人说经络是存在于外周的，有人说经络是存在于中枢的，这在以前的文献里边争议还是比较大的。

有人认为经络存在于中枢，有什么依据？截肢之后的病人已经没有下肢了，但是到晚上还能感觉到事实上已经被截去的大脚趾在疼。所以部分学者认为经络不在外周而是在中枢，这个结论是有依据的。

也有人说经络在外周，为什么呢？如果去测量被截下来的肢体的电阻变化，在这个经络线上良导现象还存在，所以认为经络在外周。

这两个认识都有依据，到底谁对谁错呢？其实两个合起来就对了，因为我们外周有经络，中枢也有，对不对？它在中枢也有它的定位。外周的经络没了，中枢的经络还在，所以在短期时间内它还能感觉到，因此非要分开研究经络的位置是不对的，合起来就对了。

觉知三脉这三条脉也叫"气脉"，分为中脉、左脉和右脉。从解剖上来讲是看不见的，但是是可以觉知的。只有在一种修炼的状态下，安静、宁静的状态下，气脉才会通，这时候才会感知到它们。就像电流一样，一根铁丝放在那儿，你不知道有电，你摸它也没有感觉，但是一旦把它放到了一个闭合电路里边，就不敢摸它了，因为里边已经有电流了，但是这截下来的铁丝就没有电流了。所以觉知三脉就是在人体活体、完整生命状态下，才能感知到的。

觉知三脉在佛医学、藏医学里边又是怎样的呢？

一个是中脉。中脉是蓝色的，注意是感知到的蓝色。李少波老师在给我讲真气运行的时候，问我真气是什么颜色。拜师的那天，让我们练功，练功的时候问我看到了什么，我说我看到了眼前像有紫蓝色的光，李少波老师说那就对了。大家看《李少波真气运行针灸推拿实践》那本书封面的颜色，就是李少波老师定的颜色，封面上的那个图案就是紫蓝色。中脉似乎是在脊髓的中间，由头顶到海底，能够感觉到有这么个东西的存在，而且感知到是蓝色的。那么"海底"是什么呢？海底就是肛门前的三角地带，其实就是会阴区，密宗称之为"生法宫"。如果是女性，海底就是子宫。其实我觉得这个分得又太细了，没必要分这么细。

其他两条脉就在中脉的两边，分别有左脉和右脉，是与中脉平行的，距离仅约牛毛的十分之一，那简直就是挨着，可能在一个特殊状态下能感知到。左边脉是白色，右边脉是红色，左脉下通右睾丸，右脉下通左睾丸，女性则通子宫。藏医认为气脉是交叉的，它的路线与神经有关，所以右边病时左边痛，左边病时右边痛。下面的图是提出的三个经脉。

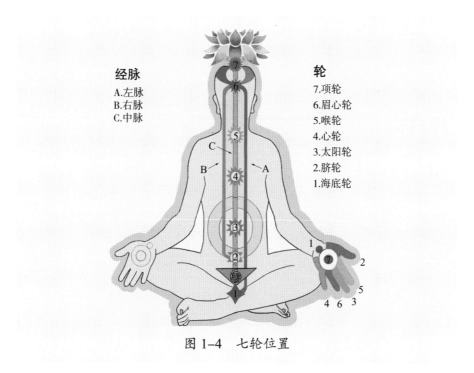

图 1-4　七轮位置

三、佛医经脉联系动力

【七轮】顶轮、眉间轮、喉轮、心轮、太阳轮脐轮、海底轮。

我们刚才讲过经脉必须有动力，那么佛医里经脉是怎么通过动力保持它的功能呢？佛医文献记载，它们的动力从下到上一共有七个轮子，就像咱们要把水抽到山顶上，必须一级一级的有水泵一样。如图 1-5 中所示，它们的动力分别有海底轮、脐轮、太阳轮、心轮、喉轮、眉间轮、顶轮，这个大概知道一下就可以，我们不展开讲。这是佛医关于经脉的动力。

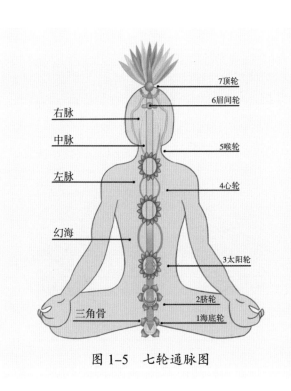

图 1-5　七轮通脉图

第五节　道医与中医发现的经脉

一、十二经脉系统

下边我们再来看一下中医发现的经脉系统。中医发现的经脉首先是十二经脉系统。十二经脉的流注次序是：手太阴肺经→手阳明大肠经→足阳明胃经→足太阴脾经→手少阴心经→手太阳小肠经→足太阳膀胱经→足少阴肾经→手厥阴心包经→手少阳三焦经→足少阳胆经→足厥阴肝经。大家可能会想，十二经脉流注为什么是这样一个次序呢？它为什么不从别的经脉开始？或者反正都是如环无端，为什么不从任何一个地方开始？实际上，这里边是有规律的，因为生命一定是从手太阴肺经开始的。我们一出生，首先就是哭，先要打开呼吸道，生命才开始！所以肺主一身之气，是从出生这一时刻开始的。最后到足厥阴肝经，然后又到手太阴肺经，这个就不好理解了，是吧？等我们这些创新的经脉理论讲完以后，再结合上纬脉理论，大家会发现古人太有智慧了！实际上真的就是这样，而且应该就是这样的。包括我们的极联理论，讲完以后大家就能体会到我们古人的伟大。但古人在这里也有些微的差错。

二、十二经筋

十二经筋，经筋实际上就是肌肉、肌腱和韧带，这些也是和十二经脉相关联的。

三、十二皮部

十二皮部也是一一对应，就像我们讲纬脉的时候，分的是一层一层的，表里是相对应的，很相似。

四、奇经七脉

古人还发现了纵向的奇经七脉。我们通常都说是"八脉"，但是横向的纬脉，也就是带脉我们已经剔除出去，所以就是"七脉"，有任脉、督脉、冲脉、阴跷脉、阳跷脉、阴维脉、阳维脉。

五、经脉联系动力

中医讲的经脉的动力，其实是来源于脏腑的功能活动。佛医讲的是七轮，在中医讲的就是十二脏腑。

好，咱们简单地回顾了一下中医、藏医、佛医以及道医讲的经脉，还有我们上两讲讲的纬脉理论，下边我们就讲今天的新内容。

第二章

慈方医学经脉理论及临床应用

第一节　慈方医学经脉体系概述

接下来就是创新经脉理论的针灸临床应用。我们先讲一下"慈方医学经脉体系"的概述。我们讲的经脉不是把传统中医里边讲的十二经脉、奇经八脉照搬过来，而是全新的。分以下三大部分：

第一部分后中脉体系：①脑脊髓脉；②脊索脉；③内胚层中脉；④肠背系膜脉。

第二部分前中脉体系：①前正中脉；②肠腹系膜脉．

第三部分间侧脉体系：①神经崤脉；②背列脉（背脉2列）；③侧列脉（侧脉1列）；④腹列脉（腹脉2列）；⑤生殖脉；⑥尿泌排脉；⑦胸膜腹膜脉；⑧总动脉；⑨总静脉。

三系共十五脉。

第一部分是后中脉体系，就是我们人体背面正中间的中脉体系。第二部分是前中脉体系，就是我们人体前面正中的中脉体系。第三部分就是两边的间侧脉体系。

后中脉体系中包含脑脊髓脉、脊索脉、内胚层中脉和肠背系膜脉。大家可能对这些名字比较模糊，脑脊髓可能了解一点，但是脊索脉是什么可能就不知道了。另外还有内胚层中脉和肠背系膜脉，其实这些都是要落到形态学上来的，它们跟特定的病有特定的联系，这样便于临床运用。

第二部分是前中脉体系，有前正中脉和肠腹系膜脉。前正中脉实际上相当于中医的任脉。

第三部分是间侧脉体系，这个区域最大，包括神经崤脉。背列脉，就是背部两列纵向的脉，这两列相当于膀胱经的那两条线。侧列脉，在人体的一侧有一列，这一列和肝胆经脉有交叉。腹列脉，就是在腹部有两列脉，这两列脉和足少阴肾经和足阳明胃经是相关联的，几乎是重合的。再一个是生殖脉，这个是和人的生殖功能相关联的。还有尿泌排脉，就是管尿液的分泌和排泄这些功能的一个脉。还有胸膜腹膜脉，这跟中医的三焦相类似的。总动脉和总静脉就是我们的腹主动脉和上下腔静脉这个系统。总共有十五条脉。

第二节 后中脉体系

一、脑脊髓脉

下面我们开始讲后中脉体系，第一个讲脑脊髓脉。

【循行路线】

首先我们讲一下脑脊髓脉的循行路线。整个脑脊髓脉的走向、体表对应点，就是从尾骨端长强穴，向上沿人体的后正中线上行到上唇系带，经历长强、腰俞、腰阳关、命门、悬枢、脊中、中枢、筋缩、至阳、灵台、神道、身柱、陶道、大椎、哑门、风府、脑户、强间、后顶、百会、前顶、囟会、上星、神庭、素髎、水沟、兑端、龈交，其实就是督脉的走向，然后又加了垂体源，这是我们新起的一个名字。垂体源是什么？就是我们脑垂体的老家，它就是起于垂体源这个穴位，胚胎发育期间从上颚上去演变成腺垂体，然后和神经垂体对接上，其实它的老家在上颚这个部位，用舌头往上顶，舌头可以感觉到上边有一个小坑，大家可以体会一下。在练功的时候要舌抵上腭，实际上就是接在这儿。这是后中脉体系里脑脊髓脉的走向。

【发育演变】

我们谈一下脑脊髓脉的发育演变。它是由外胚层头尾向正中组织形成，注意，外胚层头尾向就是头和尾这个轴上。脑脊髓脉的发育演变也就是神经管的演变。

胚胎发育，从一个细胞变成一个人体，它有几个过程。胚胎最初就是一个受精卵，然后逐渐分裂，后来就形成了上胚层和下胚层两层，再往后就逐渐成为外胚层和内胚层。

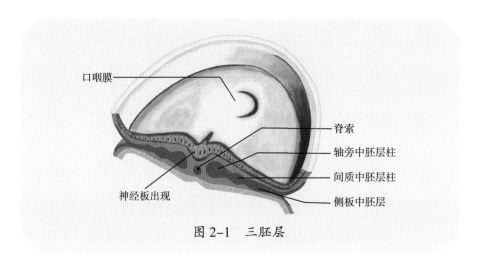

图 2-1　三胚层

这个就像两层饺子皮一样，外面蓝的是外胚层，内层黄的是内胚层。胚体再发展，外胚层往下又生出来一层红色的，这一层叫中胚层，这样就变成三胚层了。我们整个人体实际上就是由这三个胚层分化来的。我们的体表皮肤、大脑都是由外胚层分化来的；呼吸系统、消化系统一直到生殖系统，人体最里边这一层黏膜是由内胚层分化来的；我们的肌肉骨骼都是中胚层分化来的，就是这样一个过程。

大家看外胚层本来是平的，它在发育的时候，中间会凹陷成沟，然后闭合，最后变成长点儿的一条管。这条管道就是神经管，以后会发育成脑脊髓，也就是我们讲的脑脊髓脉。

这三个胚层在发育的过程中会发生变化，就像我们捏饺子一样，把最外边的外胚层和中胚层向中间这么一捏，整个外边就合起来了。合起来以后，这就形成我们人体前边的腹正中线。内胚层在这个包的过程中，边都

向中间合，与内胚层相连的卵黄囊就被卷出胚体外，内胚层和卵黄囊相连
的这个地方就是我们的肚脐。

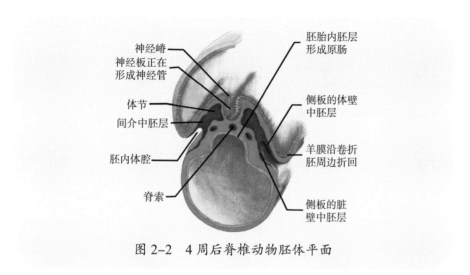

图 2-2　4 周后脊椎动物胚体平面

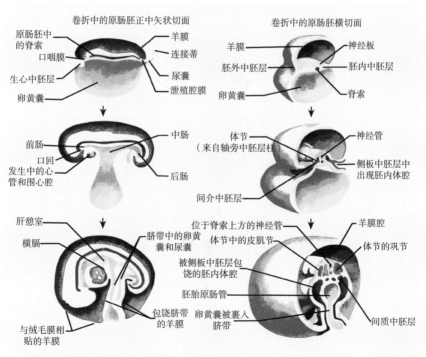

图 2-3　三胚层的发育以及卵黄囊、肚脐的关系

我们再看图 2-4，是胚胎第 18 天时外胚层区域分化命运的图，一个受精卵到第 18 天的时候外胚层就变成这么一个结构。从它的中间看，黄的这块儿整个前面都是大脑，分别是前脑、中脑、后脑，后面绿色的是脊髓。这时候胚胎整个外胚层几乎都是脑子，所以在胚胎早期首先发育的是整个神经系统，也就是整个"饼"的中间全部变成了我们的神经系统，周围紫粉色的就是神经嵴。

图 2-5 是胚胎第 20 天时的背侧面观。外胚层的中间往下陷形成神经沟，神经沟愈合形成神经管，以后会演化成脑和脊髓。后面我们还要讲神经嵴脉，要讲它们之间的关系。

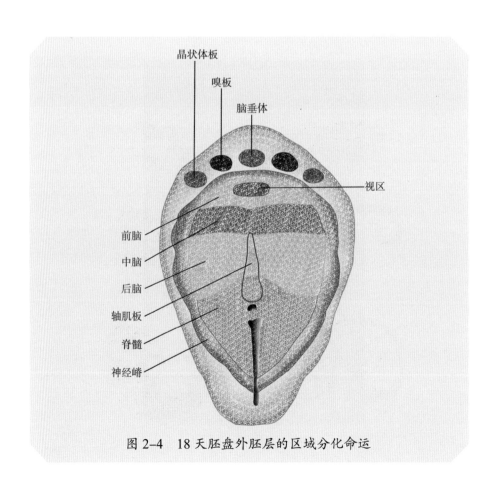

图 2-4　18 天胚盘外胚层的区域分化命运

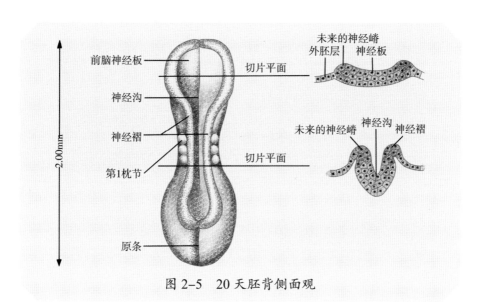

图 2-5　20 天胚背侧面观

大家再看图 2-5，不要以为中间就相当于肚脐的位置，其实在早期整个外胚层里，枕节几乎是它的正中间。第一枕节是我们脖子的第一节，它的上面将来会形成大脑。第一枕节的中间将来演变成什么呢？其实就是风府穴。我们在讲风府、讲"极联理论"的时候，大家都知道风府重要，就是因为这个位置本来就是早期整个外胚层的中心，虽然现在变成了最上面，好像不是人体的中心了，但是大家要记住这个位置非常重要。

现在继续来看脑脊髓脉，外胚层中间往下凹的时候两边又往中间合。在往中间合的时候，就像包饺子捏棱儿一样，从中间往上下两边捏棱儿，这个中间又是哪儿呢？就是第一颈节这个地方。从第一颈节开始两边合起来，最后在前后各有一个孔，分别为前神经孔和后神经孔。注意，前、后神经孔最后也得合上，如果合不上，就容易形成大家所知道的脊柱裂。

我们现在看图 2-6 中这个圆筒子，整个圆筒子就是神经管，它就是这么形成的。将来神经管会衍化成脑和脊髓，就是脑脊髓脉，它的两侧是神经嵴，形成神经系统以后，可以看到一节一节的神经往外发出，这就是整个神经系统的形成过程。

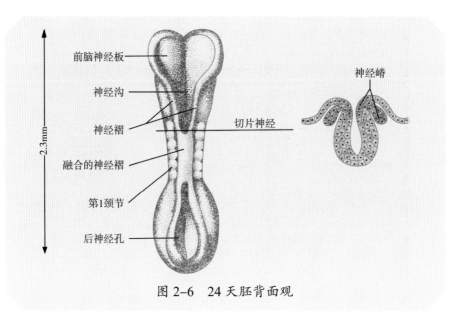

图 2-6　24 天胚背面观

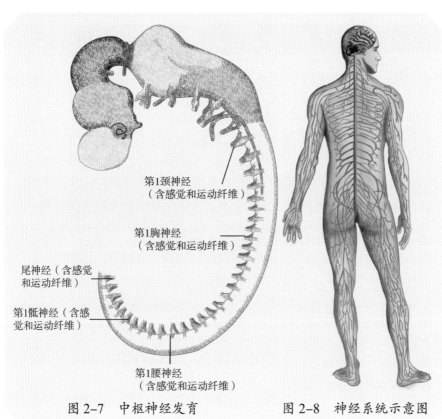

图 2-7　中枢神经发育　　　图 2-8　神经系统示意图

下面这个示意图（图2-9）是神经系统和各个脏器的关系。因为脑、

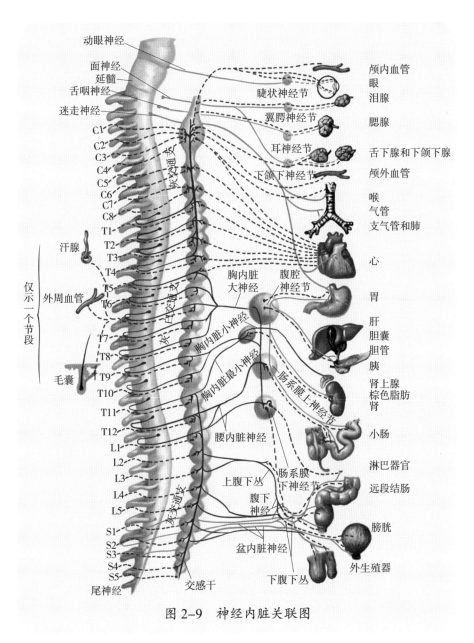

图 2-9　神经内脏关联图

脊髓发出的神经会和脏器发生关系，所以脑、脊髓和全身所有的脏器都有关系，也就是全身所有脏器的活动都会影响到脑脊髓脉；反过来，脑脊髓脉的变化也会影响到所有的脏器组织。

把肉去掉就剩骨头和神经。脑脊髓脉主要指的是中间脑－脊柱的部分，剩下外周的神经我们在纬脉里边儿都已经讲过，属于卫脉，实际上它们之间是相互联系的。

【 脉息特征 】

①电信息、生物分子信息。

②传入的感觉信息。

③传入的观念信息。

④传出的精神信息。

⑤阴阳信息。

接下来我们看看脑脊髓脉的脉息特征。脑脊髓脉它的信息特征是什么？

从脊髓脉的自身特征上来讲有电信息和生物分子信息。首先是电信息，即生物电信息，在脑神经系统是最明显的。每一条神经线有绝缘层包绕，里边传递的是电信息，而且信息传递是非常高效的，在人体内的反应也是最迅速的，所以电信息是它最主要的信息。因为电信息的形成实际上是基于生物分子信息的变化形成的，所以它还有生物分子信息。

传入感觉信息，也就是从外周直接传到脑脊髓脉的感觉信息。还有就是传入观念信息。要注意，这些传入的信息，其实就是脑脊髓脉的形成、完善和重新塑造的信息。另外它也传出精神信息，其实它的传出对它本身也是起调节作用的。

注意最后还有一个阴阳信息：脑脊髓为人身的纯阳信息。传统中医讲督脉统督一身之阳气，实际上在阴阳信息里边，脑脊髓脉主要就是纯阳的信息。我们一般讲人体之中，前边是肚脐，后边是中枢穴，但是刚才我们看图的时候也给大家强调了，上下阴阳的分界、上下阴阳之中极，也就是人身之赤道，其实是在风府、风池这个水平。对整个人体来讲，其实风府是人体的中间，是阴阳的分界。上下阴阳之中极为阳中之阳，头极与尾极均为阳中之阴。

我们为什么提出"人身之赤道"这个概念？其实这个是很有意义的一个认识，我们把它提出来就是要引起大家的重视。大家看到风府，它是在枕部这个位置，神经沟形成神经管最早是在这个位置合在一起的，在胚胎早期也是整个胚胎的中间部位，它相当于地球的南极和北极的正中间，所以我们把它叫成人身之赤道。这个赤道有什么特点呢？它是阳中之阳。但是一般说法是头为阳，脚为阴，那风府怎么就成了阳中之阳了？阳中之阳不是百会么？不是，其实阳中之阳就是风府。就像我们前边讲过万物负阴而抱阳，阳一定是在中间的，要不然生命不能够活着，很快就被毁灭了，所以阳气一定是被包在最中间。将"风府－风池"比喻为人身赤道就是让大家通过比喻来了解身体，像在地球上最热的地方，是太阳直射的地方，是在赤道，在赤道周围来回波动的区域就是热带，再往两边就是温带，再往两边是寒带。我们就会发现最热的是中间，越远离中间就越寒，风府就是在中间这个地方，因此风府的重要性大家一定要知道。

如果遇到一个症状为全身怕冷的病人，可能要选风府针刺治疗。如果是全身怕热的病人，可能也要选风府治疗。因为风府是控制整个人体冷热开关的一个关键，这个地方是非常重要的。记得有一次我们去中央气象台参观，那次参观给了我一个非常大的启发。我一看他们的气象图，才终于理解了中医讲的"热极生风"，之前我一直觉得这个说法有点牵强附会。为什么热极生风？我们从生活中知道，炉子如果不点火，它是没有气流的，但是一点火，从下往上就有气流了，就形成了热极生风。在地球上，风是从哪儿往哪儿走？就是从赤道往两边走，它不会从寒带跑到赤道，也不会从南半球跨过赤道跑到北半球，一定是从热处向寒处走，这就是热极生风。他们总结了所有台风的走向，它的分布图是在赤道两边，它的中间是空的，而且两侧的风不会过赤道。所以我就想，那我们人身的赤道在哪儿？那一定也是最热的地方，阳气最盛的地方。按照万物负阴而抱阳的规律来讲，风府就是阳气最盛的地方，所以风府就是阳中之阳。大家可以先记住这些，后边涉及临床应用的时候我们再展开细讲。

头极、尾极均为阳中之阴，整个脊柱是阳，但是脊柱两端是阳中之阴，因为既然阳中之阳在中间，阳中之阴一定在两极。大家注意，我们头脑什么时候最清楚？冷静的时候最清楚，一热就头昏脑胀的。尾极是阳中之阴，太凉了也是不健康的，所以我们的两极必须保持在一个凉爽、温暖的状态，人才是健康的。因此从胚胎发育和万物负阴抱阳的角度来讲，我们确定了人体阴阳的分布。原先我们总说头为阳，百会为诸阳之会，其实诸阳之会会于风府，我们要记住这个。

【功能特征】

脑脊髓脉是全身左右、上下、内外功能协调平衡的枢纽。

每一条经脉都有它的功能特征，我们看脑脊髓脉的功能特征。它的功能特征其实是全身左右、上下、内外功能协调平衡的枢纽，注意是全身，脑脊髓脉太重要了！就像门，如果没有枢纽了，那门就没法开了，所以脑脊髓脉是个枢纽。而且要保持功能协调平衡也离不开脑脊髓脉，脑脊髓脉就相当于天平中间的轴一样，就像支点一样，非常灵敏。

【动力来源】

①生物能量是保障。
②全身组织器官活动是基础。
③精神观念是助力。

经脉的动力来源是什么？维持经脉的正常功能，首先生物能量是保障。如果我们不吃饭就特别犯困，因为没有能量了就容易犯困，所以必须有生物能量，脑脊髓才能够完成它的功能。就像人死了尸体都还在，但是已经没有功能了，为什么？因为没有能量了。

第二个就是全身组织器官的功能活动，这个是基础。一个人如果不运动、不学习，那他的神经系统是会萎缩的，神经系统要想保持健壮，全身就必须保持一种运动状态。因此，全身组织器官的功能活动是脑脊髓脉健全和健康的一个动力来源。

再一个就是精神观念，这是助力。为什么要提出精神观念？一般来讲，我们不会认为我们的精神观念对我们的脑脊髓脉有什么作用，如果说有作用会被认为是迷信。其实恰恰相反，这才是真正的科学。如果一个人特别想干一件事的时候，他是不是精力很旺盛？如果他不想干的时候，他整个脑脊髓脉的功能就都处于低下状态。如果长期不干，脑脊髓脉的功能就越来越下降。所以精神观念是脑脊髓脉保持动力和活力的一个来源。我们不能小瞧精神观念的助力，正因为我们认识到精神观念的重要性，所以以后在我们的医学体系里边，还要把佛学的知识引进来一起讲，但是我们不会讲佛教，我们只是把佛学里精华的知识移植到我们体系里面来。

【病变特征】

①平衡：左右上下内外的空间平衡、组织器官功能的协调平衡。
②感觉：意识感觉、非意识感觉。
③知觉：意识知觉、非意识知觉。
④精神：精力、记忆、情绪、思维。

脑脊髓脉与平衡、感觉、知觉和精神相关联，如果没有脑脊髓脉，这些统统都不存在，所以脑脊髓脉生病以后，它的病变特征主要是这四个方面。

第一个就是平衡方面的异常，包括左右、上下、内外的空间平衡以及组织器官功能的协调平衡。第二个表现在感觉方面，在感觉里边有意识感觉和非意识感觉。什么是感觉？感觉是感受。为什么要分意识感觉和非意识感觉？其实我们人体有的活动，是下意识的，也就是无意识的。像内脏的活动是意识不到的感觉，但是内脏一直在活动，脑脊髓脉也一直在接受它的信息，这就属于被感知的非意识信息。意识信息就是我们自己能够感知到的，比如酸、麻、痛、胀、光亮、声音等，这些都属于可以意识到的感觉。第三个就是知觉。什么是知觉？知觉就是对感觉的一个总体把握。

就像拿到一个橡皮泥以后，大家是怎么认识到这是什么的呢？大家可能首先感觉到这是一个黄色的东西，再捏一下是软的，然后又发现它可以弄成各种形状，这就属于知觉。在知觉里边也可以分为意识知觉和非意识知觉，非意识知觉是我们浅意识不知道的。第四个是精神方面，主要表现在精力、记忆、情绪和思维这几个方面，只要脑脊髓脉一生病就容易表现出这几个方面的问题。我们在临床上经常能遇到有一些精神病人，他们实际上只是一个观念层面的病变，但是一旦影响到脑脊髓脉以后，他们就会出现精力的变化，比如神疲乏力或者烦躁亢奋，也会出现记忆的变化，还会出现情绪的变化。我们中医讲的七情其实主要就是情绪，七情仅仅是脑脊髓脉功能里边的一点点，至于其他的观念意识问题，我们传统中医里基本上也是空缺的。

【与中医经脉的相关性】

刚才咱们看了它的走向，说明脑脊髓脉与督脉高度相关。

· 相关病症

①平衡异常：寒热、出汗、上下、左右、内外。
②感觉异常：迟钝、过敏、错乱。
③运动异常：瘫痪、痉挛、抽搐。
④精神异常：失眠、烦躁、嗜睡、抑郁、精神分裂、恐惧、梦游、强迫症。
⑤脑脊髓脉虚损。

与脑脊髓脉相关的病症就是这五个大的方面，下面我们一个一个讲。

（一）平衡异常

我们先看平衡异常相关疾病的病变特征和治疗方法。咱们全书如果没有特别说明是用艾灸或者点穴等方法的，均默认为针刺，当然，在没有针具的情况下也可以指代针等变通运用。

1.寒热平衡异常

（1）头热身寒——风府

第一个是头热身寒。我们在临床上经常会遇到病人说自己身上凉、四肢凉，但是脑袋觉得热，这种病人我们针哪儿？就像我们地球南极北极不和谐了，那要选哪治疗？我们就要在赤道上做文章了，所以我们要选用的穴位就是风府，针风府就能解决头热身凉这个问题。

（2）颈以上热而颈以下寒——大椎

第二个是脖子以上热，脖子以下寒。有的人经常会觉得自己脖子以上热，甚至热得脖子出汗，但又觉得四肢是凉的，一摸也是凉的，或者感觉是凉的。这种情况下就选针刺大椎。因为大椎是脑脊髓脉的一个关键点，也是颈部和四肢的一个临界点，我们要在病变部位的临界点上选穴。

（3）胸以上热而胸以下寒——至阳

第三个是胸以上热，胸以下寒。有的病人表现就是胸部往上很热，里边像火烫一样，但下边小肚子凉。这时候就选至阳穴。至阳穴是在胸7纬上，第7胸椎水平正好是我们剑突这个部位，是胸腹部上下的分界。这个穴位为什么叫至阳？这个名字起得也是蛮有意思的，从下往上走，到了这个穴位就到阳性区域的边界了，所以就叫至阳，就相当于从寒带进入温带一样，是一个划界的地方。

（4）脐以上热而脐以下寒——中枢

第四个是肚脐以上热，肚脐以下寒，针刺就选择中枢穴。肚脐是在胸10纬的位置，中枢跟肚脐正好是在一个水平段，也是胸10纬。我们老祖宗也很聪明，起了中枢这个名字，从整个脊柱的位置上来讲，这里正好是上下的中枢。

（5）一侧身热而对侧身寒——风府、大椎、至阳、中枢

第五个是一侧身热，对侧身寒。大家临床上有没有遇到诉说自己左边凉，右边热的病人？这是什么病？西医也没有病名，只是说植物神经功能紊乱。怎么治？西医也没有办法。但是我们有办法，只要选这些穴位针刺就可以，上边是风府、大椎，下边是至阳、中枢。只要把督脉调顺了，病

人的左右自然就顺了，那他这种异常也就可以迅速得到改善。我们在临床上经常遇到这样的病人，针灸就调过来了。

2. 出汗平衡异常

我们下边再看出汗平衡异常的病变特征和治疗方法。这个跟刚才讲了的理论一样，治疗方法基本上都一样：

（1）头汗身无汗——风府。

（2）颈以上汗而颈以下无汗——大椎。

（3）胸以上汗而胸以下无汗——至阳。

（4）脐以上汗而脐以下无汗——中枢。

（5）一侧身汗而对侧身无汗——风府、大椎、至阳、中枢。

当然我们中药也有办法，遇到这种情况的时候，血府逐瘀汤是一个很好用的方子。以后有关药物治疗我们还会再讲，这次重点是讲针灸。

3. 上下虚实平衡异常

下边我们再看平衡异常里边的上下虚实平衡异常。我们在临床上也会看到，有的病人说自己是虚证但用补药没效，别人说他是实证但用泻下的药也没效，实际上他的病是虚实错杂的。虚实错杂的病应该怎么治疗？

（1）头实身虚

头胀痛、头昏伴四肢无力、二便失禁——针刺风府。

如果是头实身虚，也就是头部是偏实的，整个躯干身体是偏虚弱的，那他表现出来的临床特点是什么？上实就表现为头胀痛头昏，下虚就是四肢无力、二便失禁，临床上会遇到这种情况。这时候还是选风府，针刺风府上下一通就好了。

（2）头虚身实

①晕厥伴喘咳、痰涎壅盛——针刺素髎、风府。

脑部缺血，人突然晕厥，伴有喘咳、痰涎壅盛，这时候针刺素髎和风府。素髎在鼻尖，为什么选鼻尖？因为喘咳、痰盛是呼吸系统的问题，呼吸系统对外就是鼻子，正好素髎也在脑脊髓脉上，所以风府和素髎能很好地解决晕厥和喘咳。

②晕厥伴呕吐——针刺人中、风府。

因为我们选用的是脑脊髓脉上的穴位，其实也可以选用承浆，后面我们讲前正中脉还要讲。那为什么选人中和风府？风府大家比较容易理解，因为头部有问题。那为什么选人中？在胚胎发育的时候，在头端有一个区域叫口咽膜，口咽膜最后都分化形成什么？其实就是整个口鼻这个范围。也就是只要在口鼻这个范围内扎针，都能治疗与口、咽相关的疾病，所以这里就选用了人中，当然选承浆也没有问题。

③晕厥伴便闭——针刺人中、风府。

晕厥同时伴有二便拉不出来，这时候我们也可以选人中和风府。

4.左右平衡异常

【病变特征】

①非血管性、姿势性左右平衡异常。

②温度觉、触觉、痛觉、位置觉、运动觉等左右平衡异常。

【治疗方法】

相对应的脑脊髓脉（督脉）穴位。

左右平衡异常的病变特征，第一个是非血管性、姿势性左右平衡异常。大家注意这里要强调是非血管性，因为血管性的左右平衡异常我们是按血管病去治的。另外是非姿势性的左右平衡异常，比如我左手没有右手有力，这是因为长期的姿势习惯或者使用习惯形成的，针灸是不能治疗的，这个不在我们左右平衡失常的范围内。

第二个是温度觉、触觉、痛觉、位置觉、运动觉等左右平衡异常。比如一边凉，一边热；一边痛，一边不痛；一边有触觉，一边没有触觉；一侧能感觉到位置，另一侧感觉不到，走路就不平衡。

治疗方法就是选取相对应的脑脊髓脉（督脉）的穴位，也就是躯体的哪个部位出现了问题，就在督脉上取相应的穴位。实际上这就是按纬脉理论治疗，只不过是在督脉上，在脑脊髓脉上取穴。

5.全身内外平衡异常

【病变特征】

全身运动神经、感觉神经、植物神经功能紊乱。

【治疗方法】

人中、百会、风府、中枢、腰俞、长强。

它的病变特征是全身运动神经、感觉神经、植物神经功能紊乱。这类病人很多，从头到脚没有一个地方舒服，这就属于全身内外平衡的异常。选穴就是在督脉上选取人中、百会、风府、中枢、腰俞和长强。如果想少取穴，可以取两头的人中、长强，也可以在人中和长强之间再选上一个穴位，这样三点一线地取穴，整个脑脊髓脉从头到尾就都得到调整。也可以轮流取穴，这一次针刺人中、百会、长强，下一次针刺人中、风府、长强。另外还可以按照病变最明显、痛苦最明显的部位来取穴，比如小腹难受得厉害，就选取人中、腰俞、长强，治疗一般都会立竿见影。

（二）感觉异常

1.全身感觉迟钝

【病变特征】

痛觉、触觉、温觉、位置觉等感觉迟钝。

【治疗方法】

人中、百会、风府、中枢、腰俞、长强。

全身感觉迟钝，病变特征是痛觉、触觉、温觉、位置觉等感觉迟钝。治疗选穴也是和全身内外平衡异常一样，选人中、百会、风府、中枢、腰俞和长强。

2.全身感觉过敏

【病变特征】

痛觉、触觉、温觉、位置觉等感觉迟钝。

【治疗方法】

人中、百会、风府、中枢、腰俞、长强。

感觉过敏，病变特征是痛觉、触觉、温觉、位置觉等感觉过敏，选人中、百会、风府、中枢、腰俞和长强。

3. 感觉错乱

【病变特征】

各种感觉错乱。

【治疗方法】

人中、百会、风府、中枢、腰俞、长强。

感觉错乱就是各种感觉错乱。比如热的东西，病人感觉是凉的，这就叫感觉错乱。这个治疗方法也和感觉迟钝、过敏是一样的，选人中、百会、风府、中枢、腰俞和长强。

（三）运动异常

1. 瘫痪

【病变特征】

截瘫、偏瘫、全瘫。

【治疗方法】

截瘫：相应纬脉水平的脑脊髓脉穴位。

偏瘫：相应纬脉水平的脑脊髓脉穴位。

全瘫：脑脊髓脉艾灸。

现在讲一下运动异常性疾病。运动异常性疾病第一个是瘫痪，瘫痪的表现形式有截瘫、偏瘫和全瘫。

截瘫的治疗就是取相应纬脉水平脑脊髓脉穴位，实际上就是按照纬脉理论来选穴。

偏瘫的治疗也是取相应纬脉水平脑脊髓脉的穴位，相当于在督脉上选穴就可以了。后面我们要讲"极联理论"，偏瘫还有另外一种取穴方式。

全瘫的治疗是在整个脑脊髓脉上的穴位用艾灸，就是用温通的方法治疗。

2. 痉挛

【病变特征】

不同部位的肌肉痉挛。

【治疗方法】

相应纬脉水平的脑脊髓脉上穴位。

3. 抽搐

【病变特征】

不同部位的肌肉抽搐。

【治疗方法】

相应纬脉水平的脑脊髓脉上穴位。

(四)精神异常

1. 失眠

【病变特征】

入睡困难、易醒、早醒；不同纬脉相关临床表现。

【治疗方法】

风府 + 相应纬脉水平的脑脊髓脉上穴位。

失眠，往往不只是单纯的失眠，它的病变特征首先是睡眠问题，如入睡困难、易醒、早醒，同时还合并有不同部位的不舒服。这种不同部位的不舒服，提醒我们失眠可能就是这些不舒服导致的。所以一定要关注是哪个纬脉层面上有不舒服的表现，这是一个关键。治疗选穴是风府和相应纬脉水平的脑脊髓脉上的穴位。风府治疗失眠，就相当于吃安定一样，是很有效的一个穴位。但是如果不解决相应纬脉水平上的这些疾病，那风府的疗效也就不持久，也不稳定。所以要配合上相应纬脉水平上边的脑脊髓脉的穴位，这样治疗失眠疗效才会更好。

2. 烦躁

【病变特征】

烦躁不安、急躁易怒；不同纬脉相关临床表现。

【治疗方法】

风府 + 相应纬脉水平的脑脊髓脉上穴位。

烦躁的病变特征是烦躁不安，急躁易怒，伴随不同纬脉相关的临床表现，治疗跟失眠是一样的，选穴是风府和相应纬脉水平的脑脊髓脉上的穴位。

3. 嗜睡

【病变特征】

嗜睡；不同纬脉水平相关临床表现。

【治疗方法】

风府＋相应纬脉水平的脑脊髓脉上穴位。

嗜睡的病变特征是嗜睡，伴随不同纬脉相关的临床表现。取穴也是选风府和相应纬脉水平的脑脊髓脉上穴位。我记得上次咱们讲课的时候，有一个同学下午听课犯困，给他针了风府，一下午都没有犯困。我们治失眠用风府，治嗜睡也是用风府，说明风府的作用是双向调节，而不仅仅是安眠。

4. 抑郁

【病变特征】

抑郁；不同纬脉水平相关临床表现。

【治疗方法】

风府＋相应纬脉水平的脑脊髓脉上穴位。

5. 精神分裂

【病变特征】

精神分裂（幻视、幻听、妄想等）；不同纬脉水平相关临床表现。

【治疗方法】

风府＋相应纬脉水平的脑脊髓脉上穴位。

什么是精神分裂？就是精神和躯体的表现出现了严重的不一致，表现为幻视、幻听、妄想等。比如，本来没有却看见了，这就是幻视；本来没有却听到了，这是幻听；想的完全超出实际，几乎是不可能的，这叫妄想。精神分裂除了有这些表现，也会伴随不同纬脉水平相关的临床表现。取穴还是风府加上相应纬脉水平的脑脊髓脉上穴位。

6. 恐惧

【病变特征】

恐惧；不同纬脉水平相关临床表现。

【治疗方法】

风府 + 相应纬脉水平的脑脊髓脉上穴位。

7. 梦游

【病变特征】

梦游；不同纬脉水平相关临床表现。

【治疗方法】

风府 + 相应纬脉水平的脑脊髓脉上穴位。

8. 强迫症

【病变特征】

强迫症状；不同纬脉水平相关临床表现。

【治疗方法】

风府 + 印堂 + 相应纬脉水平的脑脊髓脉上穴位。

强迫症的病变特征是强迫症状，伴随不同纬脉水平相关临床表现。强迫症状是什么？就是老重复去做同一个动作。比如离开家，刚下了楼，突然忘了家门锁了没有？回去看了一看锁了，再下楼就又想，锁好没有？就又上去看一看，就是老惦记着这一个事儿，然后重复去做，这就是一种强迫症的表现。强迫症包括强迫思维、强迫行为，这些都叫强迫症状。治疗上除了选取风府和相应纬脉水平的脑脊髓脉上穴位以外，还要加一个印堂。为什么我们要选风府和印堂？其实风府和印堂调节大脑功能是很好的。强迫症的病人，之所以老去看是不是那个事儿做完没？做好没？大家想是什么原因？就是因为记忆力太差！如果记忆力好是不需要的，锁上了门，清清楚楚地记得锁上了，就不需要再回去看，对不对？所以我治疗强迫症的经验就是调节大脑的功能，改善记忆力，不用其他治疗强迫症的那些抗精神病药物。

（五）脑脊髓脉虚损

【病变特征】

反应迟钝、记忆力减退、言语迟缓、吞咽无力、身体无力、肌束颤动、肌肉萎缩、行动困难。

【治疗方法】

人中、百会、风府、大椎、中枢、腰俞、长强。

脑脊髓脉虚损的病变特征比较多：反应迟钝、记忆力减退、言语迟缓、吞咽无力、身体无力、肌束震颤、肌肉萎缩、行动困难，就是整个人体处于一种严重功能低下的状态。大家知道什么人最容易见到这种情况吗？就是广泛脊髓病变的，像"渐冻人"就是最典型的，最后就不能动了。我们治疗就是把督脉的人中、百会、风府、大椎、中枢、腰俞、长强这几个穴位都选上，用针刺配合艾灸，或者都用艾灸的办法，使它阳气增强以后，脑脊髓脉的虚损就可以不同程度地得到改善，当然，配合药物更好。

二、脊索脉

下面我们谈脊索脉。脊索是胚胎学里面的一个概念，但是因为脊索是一个比较完整的，而且正好能反映某些动态规律的结构，所以我们就用它来给经脉起了个名字叫"脊索脉"。我们刚才讲的是脑脊髓脉，脑脊髓脉是软的，脑脊髓脉要保持正常的功能必须有脊索脉的配合。因为脑脊髓脉是在脊索脉诱导下形成的，所以脊索脉很重要。

【循行路线】

从肛门后开始，顺序经长强、尾骨、脊柱各椎体及其椎间盘，直达颅骨底部。

直接相关部位：各脊椎棘突、长强穴。

我们看看脊索脉的循行路线，它是从肛门后开始，依次经长强、尾骨、脊柱各个椎体和椎间盘，然后直到颅骨底部，再到颅骨，实际上就是整个脊柱的走向。但是为什么我们把它当成一个脉？因为我们讲了脉是一个连续的系统，脊柱本身就是一个系统。脊柱跟体表直接相关的部位，我们能摸到的就是棘突，能刺激到的穴位也是长强以及上边的风府。但是，风府不可深刺，因为刺过去是要扎到脊髓的，所以我们不把风府这个穴位写出来。长强，这个穴位是安全的，但是针刺不方便，不过治病需要的时候就不谈方便不方便了。

【发育演变】

脊索脉来源于中胚层，就是刚才我们看到的三胚层中间那个夹心儿。它起于泄殖腔膜头侧的原条，至原节内陷逐渐向上生长成脊索，最后形成脊柱连续的椎体和椎间盘。这就是它的整个演变过程。

我们看图 2-10，外边蓝色的是外胚层，黄的是内胚层。外胚层尾侧

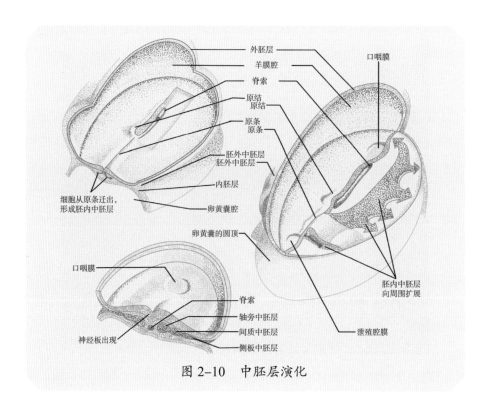

图 2-10　中胚层演化

正中线上形成一条增厚区，这条增厚区叫原条。在原条头端鼓出来有一点叫原节，原条的中心出现浅凹，然后外胚层细胞从原节浅凹下去，再往头侧长，也就是外胚层中线下面的红色条索，这就是"脊索"。脊索是这么形成的，脊索将来形成的就是整个脊柱。脊索形成的时候，外胚层中间还没有凹下去，也就是脑脊髓脉还没有形成。所以是先有脊索，在脊索的引导下，脑脊髓脉才形成的。从这儿看，大家就能知道了，脊索脉的走向是从下往上走的，那我们中医讲督脉的时候说督脉的阳气是从下往上，一直到头部的。其实在整个胚胎发育的过程中都可以看到，脊索确确实实是从下往上长的，在脊索脉的引导下，脑脊髓脉才形成。中医讲的督脉可能是把这两个合在一起了，反正是模模糊糊地叫督脉，但是我们要分开来讲，因为它们的病变特征不一样。

刚才那是纵切面，这是胚胎的一个横切面。从正中矢状切面看脊索是

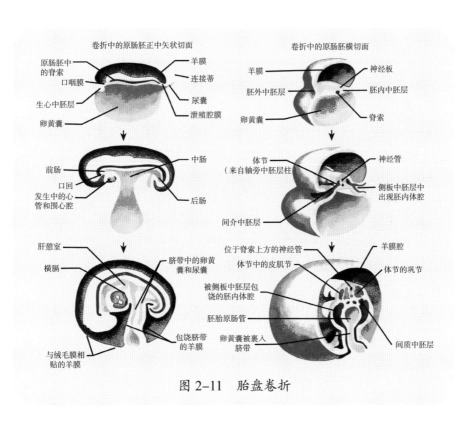

图 2-11　胎盘卷折

中间那条红条，从尾骨一直到颅底，包括未来形成椎间盘的组织。在横断面的图大家可以看到，红点是脊索，在中胚层中，下面是内胚层，上面是外胚层，蓝色的区域将来就是人的羊膜腔，下面黄色的是腹腔和卵黄囊是内胚层的结构。

【脏器关系】

①直接与脑脊髓脉相关。

因为有脊索才能诱导脑脊髓脉的发生。

②通过影响外周神经（卫脉）与全身组织器官相关。

周围神经就是我们讲纬脉的时候讲的卫脉。外周神经与全身组织相关，也就是整个脊柱还是跟全身相关的。像椎间盘突出以后，为什么出现相应纬段上的病变？就是因为通过了外周神经起的作用，当然主要是在病理状态下表现最明显。

【脉息特征】

①胚胎发育过程中产生诱导神经发育信息。

②力学信息（重力压力、重力牵引、姿势侧向牵引、姿势旋转牵引）。

③生物分子信息。

第一，胚胎发育过程中，脊索脉能够产生诱导神经发育的信息，也就是它能诱导外胚层往下陷形成脑脊髓脉。第二，脊索还有力学的信息，它承受重力压力，重力牵引、姿势侧向牵引，还有姿势旋转牵引，就是我们平常转身，这些都能影响到脊索脉的。第三就是生物分子信息，因为人体内所有的组织基本上都是有不同的生物分子信息在参与的，所以脊索脉也是基本上都有的。

【功能特征】

①保护脑脊髓脉。

②支撑身体。

③保持身体的屈伸旋转。

一个是保护脑脊髓脉，因为脑脊髓脉在脊索脉里面，所以是脉中有脉；第二个是支撑身体；第三个是保持身体的屈伸、旋转。我们整个人体的活动都是以它为枢纽的。

【动力来源】

①生物能量是代谢基础。

②椎体外肌力是重塑动力。

③重力的作用。

脊索脉的动力来源：第一个就是生物能量，它是整个脊柱代谢的基础，营养不良的时候就会出现骨质疏松，就会出现椎间盘纤维环的断裂，然后椎间盘就会突出来。第二，椎体外肌力是重塑动力，也就是椎体外面的肌肉力量对脊索脉有重塑的功能，肌肉越健全，脊索脉也就越强壮。再一个就是重力的作用，因为重力实际上也是外力作用到人体的，如果不站老躺着，那人体的骨质容易疏松、肌肉萎缩，尤其是脊柱的骨质疏松，站立时脊索脉就可以比较硬。

【病变特征】

①姿势异常。

②脊柱运动异常。

③神经根性感觉异常。

④神经根性运动异常。

⑤椎管狭窄性脊髓压迫病变。

⑥身高变矮。

它的病变特征要表现在六个方面：第一个是姿势的异常，只要脊柱上有任何问题都会表现在姿势上；第二个脊柱运动的异常，也就是活动异常；第三个是神经根性感觉异常；第四个是神经根性运动异常；第五个是椎管狭窄性的脊髓压迫病变；第六个就是身高变矮。

【与中医经脉的相关性】

脊索脉主要是与督脉和冲脉相关。

我们知道督脉是在后中线上，冲脉有一支是沿腹腔后壁从下往上行于脊柱内，虽然这些只是想象中画个线而已，不能落实到具体上，但是我觉得脊索脉和督脉、冲脉关系是很密切的。

· 相关病症

我们讲一下脊索脉的相关病症。

（一）姿势异常

1. 脊柱侧弯

【病变特征】

颈椎侧弯伴头颈肩臂痛麻；胸椎侧弯伴胸部痛麻；腰椎侧弯伴腰腿痛麻。

【治疗方法】

侧弯处弧线内侧夹脊穴埋线。

第一个就是姿势异常，姿势异常首先就是脊柱侧弯。脊柱侧弯在临床上其实挺多见的，尤其是在骨伤科可能见得会更多。在不同部位它的病变特征不一样：如果是颈椎侧弯，可以出现头、颈、肩、臂痛麻的表现；如果是胸椎侧弯，可以有胸部的痛麻；腰椎侧弯可以出现腰腿的痛麻。脊柱侧弯的治疗可以每天扎针，但是毕竟比较麻烦，所以对于这种情况，我们一般是选用夹脊穴埋线，相当于持续地扎针，这样效果就比较好。我们医馆开馆后就有两例这样的病人，其中有一例是小孩儿，是胸1这个部位侧弯，头歪得很明显。他母亲不知道是怎么形成的，后来回忆可能是孩子小时候玩的时候栽了一下，有一个前滚翻那样的动作，但是当时也没太在意。我们给小孩做埋线治疗，埋了一次，一个月以后，侧弯处已经明显变直了，头歪的症状也明显改善。怎么埋线？选穴选哪儿呢？没有一个固定的穴位，但是每一个确切的病例一定有确切的穴位，就是在脊柱侧弯处。

比如脊柱侧弯就在侧弯处弧线内侧这儿埋线，或者上下夹脊穴也可以都选上，这样埋上以后，它就会把脊柱矫正直了。埋线治疗比手术好，适用于轻度的脊柱侧弯，尤其是对于小孩儿起效非常快，如果严重就不要这么弄了。脊柱的侧弯是脊索脉异常最常见的一种病。

2. 驼背

【病变特征】

驼背伴脊柱侧弯。

【治疗方法】

①后突处上方紧邻两个椎体棘突下针刺或埋线。

②后突处下方紧邻两个椎体棘突下的夹脊穴针刺或埋线。

③骶2、骶3夹脊穴针刺或埋线。

第二个姿势异常就是驼背。驼背是前后弯得太厉害了。我有一个弟子用纬脉理论针刺治疗驼背，效果都是立竿见影的，起效非常快，他自己都不敢相信有那么好的效果。所以当把这个理论掌握好，吃透以后灵活运用，可以有很好的治疗效果。

驼背的治疗方法有三个：第一个是后突处上方紧邻两个椎体棘突下针刺或埋线，就是在后突最严重的地方，在紧挨着它的两个椎体棘突下针刺或者埋线。第二个是后突处下方紧邻两个椎体棘突下的夹脊穴针刺或者埋线。这两个方法也就是在后突处的上下埋线。如果整个脊柱后突得比较厉害的话，还可以有第三个方法，那就是在骶2、骶3夹脊穴针刺或埋线。注意骶2、骶3这儿基本上就剩骨头了，那就要平刺埋线。在这几个地方埋线就可以使脊柱的过度弯曲得到一个纠正。

（二）脊柱运动异常

脊柱强直

【病变特征】

脊柱强直，屈伸、旋转困难。

【治疗方法】

脊柱灸。

运动异常里最多见的就是脊柱的强直，它的病变特征是脊柱强直僵硬，屈伸、旋转困难，不管哪个方位活动都比较困难。治疗方法就是脊柱灸，在整个脊柱棘突上面做艾灸，温通之后，它就灵活了。不管诊断的是什么病，只要是这个表现就可以考虑使用这种治疗方法。

（三）椎间盘突出

1.神经根性感觉异常

【病变特征】

相应纬脉分布区感觉异常。

【治疗方法】

相应纬脉的任脉上穴位 + 相应部位太极操。

椎间盘突出导致神经根性感觉异常，它的病变特征是相应纬脉分布区感觉异常，治疗方法就是选取相应纬脉的任脉上穴位加上相应部位的太极操。

2.神经根性运动异常

【病变特征】

相应纬脉分布区运动异常（活动受限、痉挛、抽搐、无力）。

【治疗方法】

相应纬脉的任脉上穴位 + 相应部位太极操。

椎间盘突出导致神经根性运动异常，它的病变特征是相应纬脉分布区运动异常，包括活动受限、痉挛、抽搐和无力，治疗方法就是选取相应纬脉的任脉上穴位加上相应部位的太极操。

刚才还有人问我脊柱一侧不舒服怎么治。因为脊索脉的椎体是在脊髓的前边儿，几乎是没法去摸到，针也是几乎不容易达到的，能够得着的就一个穴位——长强，但是治疗又不方便，那我们还要治他的病，怎么办？这时候变通的方法就是在相应纬脉的任脉上选穴，再加上相应部位的太极操。

什么是太极操？我记得在前面讲过，这次再给大家说一遍，太极操就是我们所有能动的地方都做画圆圈的动作。

比如颈椎病我们有一个颈部太极操，就五个步骤：①用百会在水平面上画圈；②鼻子在垂直面上画圈；③下巴在斜面45°上画圈；④颈椎在水平面上画圈，就像跳新疆舞一样，保持头的水平；⑤肩部关节画圈，往前9个，往后9个。前面四步画圈都分小、中、大幅度，顺画3圈，倒画3圈，肩部画圈就能做多大做多大。前面四步脖子画圈要求循序渐进，这样就不会晕，如果一上来就画大圈，可能就先晕了，所以要循序渐进。但是肩膀咋动都不会晕，所以肩膀可以大幅度前3后3地画圈。

腰部太极操也是水平转动腰部，幅度也是分小中大。因为有时腰不舒服了活动不开，先做小幅度的动作，小中大顺3倒3，也就是画9个圈。如果配上针刺任脉上的穴位，可以迅速改善症状，迅速到不可思议。

注意这个太极操不是可有可无的，咱们有的学员总说我怎么扎这个效果不好，其实关键是缺了太极操。其实太极操比按摩都好，因为按摩的时候你并不知道它里边到底哪个部位出现了结构的紊乱，只是在外面按揉。但是只要关节自己能画圈，它所有的结构一定都各归其位了，在针刺情况下进行画圈，这样它整个状态都有序了，所以马上就不疼了。太极操是绝对不可以少的啊！其他关节部位也是这样，手腕也是正、反方向画圈，肘关节、膝关节、髋关节、腕关节都可以画圈，而且扎上针以后画圈，起效是非常迅速的！

3.椎管狭窄性脊髓压迫病变

【病变特征】

椎管狭窄；狭窄部位以下相应纬脉区域病变。

【治疗方法】

相应纬脉区穴位。

椎管狭窄性脊髓压迫病变的病变特征是椎管狭窄，以及狭窄部位以下相应纬脉区域病变，治疗方法是选取相应纬脉区穴位。椎管狭窄性脊髓压迫病变是非常难治的，治疗非常麻烦。昨天还有一位椎管狭窄压迫脊髓的病人，他是站立10分钟就难受得不得了，扎上针以后虽然有点效，但是疗效还是很差的，这个需要药物和针刺配合起来。

（四）身高变矮

1. 椎体压缩性骨折

【病变特征】

身高变矮；病变部位疼痛。

【治疗方法】

相应纬脉的任脉上穴位 + 相应部位小幅度太极操。

身高变矮有两种情况，一个是椎体压缩性骨折，再一个是骨质疏松。椎体压缩性骨折的病变特征是身材变矮，同时会有病变部位的疼痛，就是损伤的那个椎体，它的棘突部位往往有压痛。治疗就是选取相应纬脉的任脉上穴位，加上相应部位小幅度太极操。大家注意，一定是小幅度的太极操，不要做大的，要量力而行，然后长期慢慢地做才行。

2. 椎体骨质疏松

【病变特征】

骨质疏松；身高变矮；身痛。

【治疗方法】

艾灸神阙 + 日光浴 + 散步。

骨质疏松的病变特征是身高变矮，往往合并有身痛，做骨密度检查会提示骨质疏松。骨质疏松的人觉得全身哪儿都疼，实际上是因为低钙，低钙以后对疼痛感觉过敏，所以就觉得到处疼。治疗是用艾灸神阙的办法，加上日光浴，就是一定要让病人晒太阳，再加上散步，这三个都不能少。为什么要灸神阙？因为神阙它正对的是小肠，灸神阙能改善小肠的吸收功能。之所以出现缺钙是因为吸收不好，并不是饮食里面缺钙，补钙片是纯属多余的，只要改善胃肠道对钙的吸收就可以了。日光浴是干什么的？我们补钙的时候要加维生素 D，维生素 D 我们自身就能合成的，皮肤就能合成，但是皮肤只有在日光的照射下才能合成。有些人怕被晒黑，不愿意见阳光，出门还要打伞，还是应该适当地见见阳光。至于散步呢，我们讲了脊索脉它需要有重力给它一个压力刺激才能够健康，所以必须站着去运动。这三个加起来，骨质疏松就不容易产生了，就可以恢复了。

三、内胚层中脉

第三个我们讲内胚层中脉。这又涉及三胚层——外胚层、中胚层、内胚层。那么这个内胚层中脉实际上是存在的，但是又不能够把它像脊髓、脊柱一样拿出来，它在整个内胚层器官里边是存在的。

【循行路线】

从鼻咽、口咽、喉咽部后侧正中开始向下经食管、胃大弯侧。肠系膜处的小肠、胰腺、结肠、直肠、肛管、肛门后侧（长强穴前边）、阴道下段与前庭（女性），抵达膀胱。

大家注意，内胚层中脉是从咽部食管的后边到胃大弯侧。我们胃大弯是胃左边的弯曲，只有大弯侧才是后正中脉的，胃大弯侧本来是在正后方的，只不过在腹腔里是偏了。那是因为脏器在发育过程中，胃肠道长得太长，没地方放，从而位置移动，出现扭转。

【发育演变】

内胚层中脉来源于内胚层。

大家看图 2-12，在两胚层的时候，先是有上胚层、下胚层，也就是外胚层和内胚层。黄的就是内胚层，黄的内胚层也有一个和外胚层正对着的中轴，我们就叫内胚层中脉。这就是内胚层中脉的走向，它贯穿人体，从咽开始一直到前生殖器。在还没有发育到一个完整的像我们现在这样一个状态的时候，上面是咽食管，然后是胃，然后内胚层中脉胃长大了，肠子长长了，最后就开始位置旋转。

再看这个胃，胃大弯本来是在最后侧，结果它转成在身体左侧。我记得上大学的时候我就在研究胚胎学，有一个病人是胃溃疡，觉得背疼，我说那就做一个造影。因为胃疼反射在背部，应该是胃大弯侧，后正中脉；如果是小弯侧溃疡，它是前正中脉，往往疼痛在腹部。这病人做消化道造

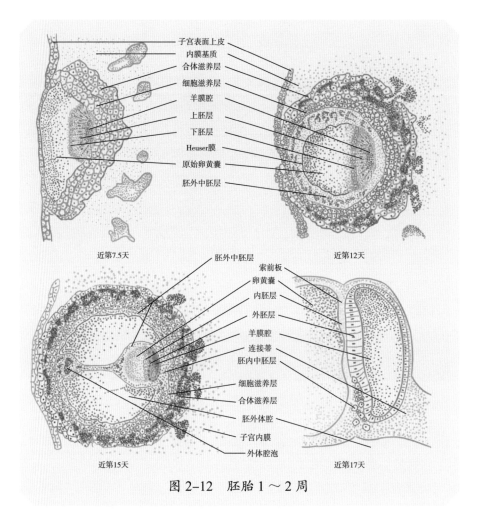

图 2-12　胚胎 1 ～ 2 周

　　影，结果溃疡就在大弯侧。所以这个是有规律的，我们可以根据他的疼痛反射的部位做出推测，但是意义不大。因为如果是多发溃疡，就可能背也痛，腹也痛。再一个就是它在哪个部位对我们治疗来讲影响不是很大，尤其是对用药影响就更不大了。

　　到成体以后，整个胃肠都已经扭转到找不到哪儿是哪儿了，已经找不到原来的位置了，完全看不清了。整个结肠其实都是在最下边的一点，但是因为变长，它又扭上去了。小肠在腹部，但其实小肠从先天的位置上来讲，是在结肠之上的。这是整个内胚层的器官的演化。

48

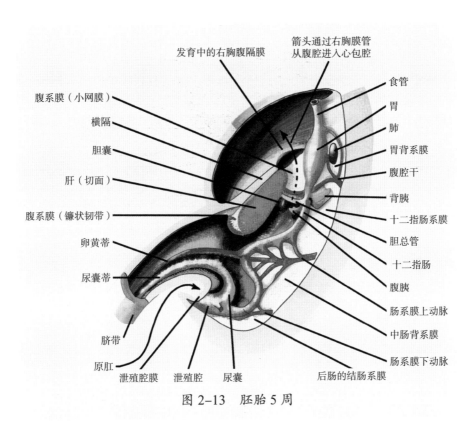

发育中的右胸腹隔膜　　箭头通过右胸膜管从腹腔进入心包腔

腹系膜（小网膜）

横隔

胆囊

肝（切面）

腹系膜（镰状韧带）

卵黄蒂

尿囊蒂

脐带

原肛

泄殖腔膜　泄殖腔　尿囊

食管

胃

肺

胃背系膜

腹腔干

背胰

十二指肠系膜

胆总管

十二指肠

腹胰

肠系膜上动脉

中肠背系膜

肠系膜下动脉

后肠的结肠系膜

图 2-13　胚胎 5 周

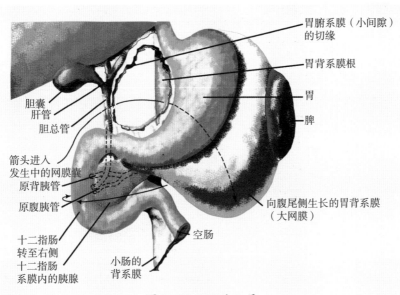

胃腹系膜（小间隙）的切缘

胃背系膜根

胃

脾

胆囊
肝管
胆总管

箭头进入发生中的网膜囊
原背胰管
原腹胰管

十二指肠转至右侧
十二指肠系膜内的胰腺

空肠

小肠的背系膜

向腹尾侧生长的胃背系膜（大网膜）

图 2-14　胚胎 2 月

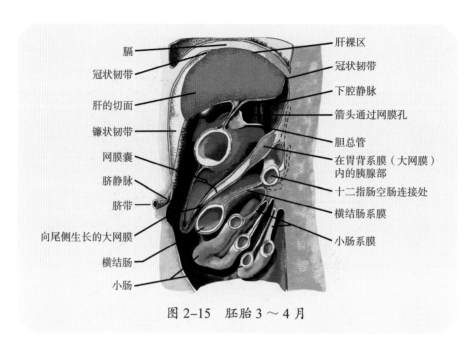

图 2-15　胚胎 3～4 月

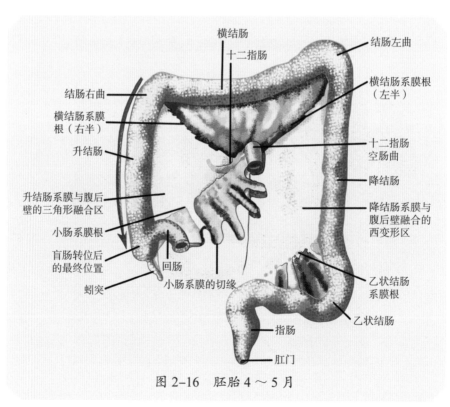

图 2-16　胚胎 4～5 月

【脏器关系】

表 1 内胚层分化物

原基	上皮性分化物
原肠管的内胚层	胃肠道（肠细胞） 胃肠道的黏液腺 胃肠器官（肝、胰）的主质 呼吸道（喉、气管和支气管树）的铺衬上皮 甲状腺 扁桃体
泄殖腔 （后肠的一部分）	直肠和肛管 膀胱、输尿管及其相关腺体 阴道前庭 阴道下段
咽囊 （前肠的一部分）	咽鼓管和中耳的上皮 腭扁桃体隐窝 胸腺 甲状旁腺 甲状腺的 C 细胞
卵黄囊	胚胎血细胞（来自胚外中胚层） 包入脐带，退化
尿囊（先后与卵黄囊和泄殖腔相连）	胚胎血细胞（来自中胚层） 其遗迹为脐尿管，位于脐带的一部分退化消失

　　我们看一看内胚层都分化成了什么，中间最里面那一层都变成了哪些器官？在原肠管的内胚层变成了胃肠道的肠细胞，胃肠道的黏液腺，胃肠器官，肝和胰腺的主要成分、主要的功能细胞，呼吸道，喉、气管、支气管束的上皮，甲状腺、扁桃体，这些都是内胚层器官。再看下边，直肠、肛管、膀胱、输尿管及相关腺体、阴道前庭、阴道下段，这些统统都是来源于内胚层的。在咽囊这儿也是内胚层的，咽鼓管的上皮、中耳的上皮、腭扁桃体隐窝、胸腺、甲状旁腺、甲状腺 C 细胞。然后是卵黄囊，胚胎

的血细胞最早就来源于卵黄囊和尿囊。当然最后卵黄囊没有了，尿囊也没了，但是我们咽囊的器官往上也就是原肠管的内胚层和泄殖腔的上皮性分化物都还存在，都还没有退化，这是我们人体已经保留下来的。

【脉息特征】

①电信息、生物分子信息。

②生物力学信息。

③自上而下自主节律频率递减。

内胚层中脉的脉息特征，是电信息和生物分子信息，这个生物分子信息几乎是所有经脉都有的。胃肠道是有电信息的，不光是心脏有心电、大脑有脑电，其实胃也有胃电、肠也有肠电，都有电活动，都是有节律的，所以它也有电信息。

再一个就是生物力学信息，就是你吃进去的东西对胃肠道的牵拉也是影响内胚层中脉的。自上而下，人体自主节律、频率是递减的，这是一个规律，就是从肺开始，一直到肛门，它的自主节律是逐渐减低的。我们呼吸的节律是多少？大概是 18 次 / 分吧。那么胃的节律是多少？胃肠道的蠕动节律，大概是 4 次 / 分吧。直肠的节律是多少？大部分人是 1 天排 1 次大便吧，或者 1 ~ 2 次 / 天。所以说人体的自主活动节律从上往下是递减的，那如果呼吸慢了，往往肠道也就开始出问题了，排便也会出问题。为什么说调整呼吸就可以调整消化系统的功能？比如练功，第一步就是调息！所以说，整个内胚层器官的功能活动，它的起点是在上边，它的终点呢是在肛门。知道这个规律的时候，就不能一见便秘就只知道用开塞露了，内胚层中肠上面的问题没解决，你就一直得用开塞露。

我们有一个全身疼痛的病人，诊断为自身免疫性风湿病，治了好多年。但是她一直有一个问题也是一直非常困扰我们的，那就是因为她做过子宫的切除，然后就出现直肠扩张，胃肠道蠕动也变慢，大便就怎么都下不来，只能用泻药才能下来，但这不是个办法啊！一停泻药便秘比原来还厉害。后来我们就根据这个规律，给她增加了温补脾胃的药，用了理中汤、四君子汤以后，大便就开始正常了。而我们一般是用理中汤止泻的，怎么能通便呢？就是因为整个内胚层中脉的动力不够，所以说要用理中汤，还加了黄芪，要补肺气、健脾胃。"温"才能动，有温热才能有活动，寒凉就静止了，对不对？所以老用凉泻的药就解决不了这个问题，而用温通、补益肺脾的办法，大便就非常好！

所以说很多时候是我们没有用好中医的智慧，而不是中医不好。把中医的智慧用好以后，那就能解决很多疑难问题。像便秘这种病，如果说是胃肠蠕动减弱，那需要针刺哪里呢？针长强可不可以？可以，但不一定是最好的，不能光去针长强。如果整个胃肠道蠕动是减弱的，那你就应该从上面治，上脘、中脘，你就应该这么来针，它才能好。所以说不要学死了，一看肛门的病，就给病人针刺相关的穴位，光这个还远远不够。等我们把"经纬理论"和"极联理论"都学完了，大家就能够选穴选得更好了，这是内胚层中脉的脉息特征。

【功能特征】

①主宰内胚层来源器官功能的整体协调性。

②通过背系膜脉、腹系膜、总动脉、总静脉与中胚层器官组织、外胚层器官组织保持整体联系。

③提供整个人体生命活动所需的营养物质。

内胚层中脉的功能特征，是主宰内胚层来源器官功能的整体协调性，注意也就是从咽部一直到肛门，到生殖系统、泌尿系统，它是整体协调的，这个内胚层中脉它就是管协调性的。

它跟其他脉的关系是什么呢？它通过背系膜脉、腹系膜脉、总动脉、总静脉与中胚层组织、外胚层组织器官保持整体的协调性。中胚层的这些器官是怎么和其他的器官发生关系呢？就是通过其他的经脉来保持联系、发挥作用。

第三个方面就是，提供整个人体生命活动所需要的营养物质。整个生命活动的营养物质，都是由内胚层中脉相关的器官来提供的，我们呼吸需要的氧气、吃进去的营养物质都是跟内胚层中脉相关的。

【动力来源】

①生物能量。

②全身组织器官活动的需求。

③饮食物刺激。

动力来源，第一个是生物能量。如果学过西医的话，可能大家都知道，ATP 是主要的生物能量储存方式，哪个脏腑离开它都不能活动。所以说有时候给病人用点能量合剂，人就精神了，脏腑功能就能改善，这是生物能量。

第二个，就是全身组织器官功能活动的需求。注意全身组织器官功能活动的"需求"，这个"需求"是什么意思呢？就是只要全身需要，内胚层中脉就能健壮起来。比如说人老不活动消耗少就不那么想吃饭了，总是不活动、不吃东西，肌肉也萎缩了，胃肠道也萎缩了，不运动肺活量也小了，是吧？所以说，全身组织器官功能活动实际上是增强内胚层中脉的功能的，既是提出要求的，又是使它强壮的。

第三个就是食物刺激，我们吃进去的食物，使内胚层中脉保持一种活跃状态，也是起积极作用的。

【病变特征】

①内胚层来源器官功能整体协调紊乱。

②整体生命活动所需营养物质匮乏。

③整体生命活动所需营养物质过剩。

内胚层中脉的病变特征，就是内胚层来源的器官功能的整体协调紊乱，也就是全部都出现了功能紊乱问题。为什么要让大家看内胚层都演化成了哪些器官，就是因为整个内胚层器官的功能协调是由内胚层中脉来完成的。整体生命活动所需要的营养物质匮乏，就是内胚层中脉不好好干活儿了，我们需要的营养就没了。整体生命活动所需要的营养物质过剩，就是内胚层中脉功能太强大，吃得多，最后也得都吸收了，还存不过来，那就营养过剩了，高脂血症、高血糖就出来了。

【与中医经脉的相关性】

内胚层中脉跟中医的哪些经脉相关呢？与肾经、肝经、肺经、脾经、胃经、小肠经、大肠经，甚至三焦经都相关。

·相关病症

（一）内胚层来源器官功能整体协调紊乱

1. 慢性咽炎

【病变特征】

咽喉不利、咽部异物感、咽部分泌物多。

【治疗方法】

参照纬脉理论选穴。

咽部局部辨证用药。

中药三梗灵仙汤辨证加减。

整体功能协调紊乱所包括的病，第一个要讲的就是慢性咽炎，因为这是内胚层中脉最上端的部分，它的表现就是咽喉不利、咽部异物感、咽部分泌物增多。

取穴的方法，咱们在讲纬脉理论的时候都已经讲过了，选天容、翳风、天翳（天容和翳风的中点），主要就是选这几个穴位。这几个穴位治疗咽炎立竿见影，疗效是比较迅速的，大家可以体会。

咽部局部的辨证用药，还要配上中药。我这儿有个经验方告诉大家，就是"三梗灵仙汤"，三梗就是苏梗、荷梗、桔梗各15g，威灵仙30g。这个方子治疗慢性咽炎，疗效比较肯定，如果能够再在这个基础上进行辨证加减，那效果就更好了。

2. 反流性食管炎

【病变特征】

上篇　慈方经脉理论与应用·第二章　慈方医学经脉理论及临床应用

嗳气、泛酸、吞酸、烧心、吞咽困难。

【治疗方法】

参照纬脉理论选穴。

三梗灵仙汤辨证加减频服。

第二个就是反流性食管炎。反流性食管炎的表现，一个是嗳气，一个是反酸，反上来，没有吐又咽下去，吞酸，然后就烧心，如果食管黏膜损害得厉害、食管痉挛，还会出现吞咽困难。这些表现，越是平卧位越重，站立位会减轻，这是它的病变特征。

选穴也是根据纬脉理论来选穴，这个咱们就不再讲了。这个病也可以用到"三梗灵仙汤"，里面的苏梗也是一个和胃降逆的药。另外，关于威灵仙，我早年工作的同事里面有个善治癌症的，他治疗食道癌吞咽不下去的时候，会用大量的威灵仙，威灵仙能够治疗吞咽困难。所以说三梗灵仙汤不但能够治疗咽炎，对反流性食管炎仍然是可以使用的。

3. 贲门失弛缓

【病变特征】

吞咽困难、贲门开放障碍。

【治疗方法】

参照纬脉理论选穴。

三梗灵仙汤辨证加减饭前服。

再一个就是贲门失弛缓，吃进去到贲门那儿它不松开，食物进不去，所以说出现吞咽困难。贲门开放障碍，有的是非要喝点水才能够咽下东西，尤其是干的食物就咽不下去。

这个和反流性食管炎的治疗基本上是一样，也可以选用"三梗灵仙汤"，然后按照纬脉理论选穴，就是背部胸 4 ~ 胸 7 夹脊穴，都可以选用。

4. 慢性胃炎

【病变特征】

嗳气、上腹不适（胀痛）、烧心。

【治疗方法】

参照纬脉理论选穴。

灵芝石斛三元饮辨证加减。

慢性胃炎的特征就是嗳气、上腹部不适，严重的可以出现胀满疼痛，再一个就是烧心。

选穴也是按照我们的纬脉理论来选。另外告诉大家我的一个经验方，是一个小方子——"灵芝石斛三元饮"。三元饮是我在《养生堂》专门讲过的，其实是从张仲景的书中总结出来的，就是生姜、大枣、甘草，叫三元饮，桂枝汤、小柴胡汤等好多方子里都有它。因为只要胃肠道功能好，元气就充足，病就能好。所以我给它命名"三元饮"。在此基础上又加了灵芝和石斛。石斛养胃，是一个非常好的药。灵芝是我无意中发现的治疗胃非常好的药。尤其是胃胀的时候，灵芝非常好用。我把发现这个功效的故事告诉给大家，有一次我的一个老病人，别人送了他灵芝，他用了之后胃就不胀了，比以前好很多。他的胃胀就没有好过那么快过，当时我都没有在意，没有觉得怎么样，因为没学过灵芝有这个作用。结果过了也不是太长的时间，又有一个病人，说他吃了灵芝孢子粉以后胃也不胀了。我就把这两件事关联起来，莫非灵芝对慢性胃炎有很好的作用？然后就回忆我们临床上的用药，有一个"灵芝肝泰"，是治什么呢？是保肝的，对吧？肝是消化系统最大的消化腺，是一个最重要的脏器。它能对肝有好处，难道对胃就没有好处？然后把这三个事件联系起来，我想应该是很好的。结果后来一验证，果然很好！所以后来我们把这个合成一个方子，这个方子很好用，一点都不难喝，非常便于接受，可以长期用。

5. 胆汁反流性胃炎

【病变特征】

嗳气、上腹不适（胀痛）、烧心、呕吐酸苦水。

【治疗方法】

参照纬脉理论选穴。

灵芝石斛三元饮辨证加减。

6. 慢性肝炎

【病变特征】

肝区疼痛、厌食油腻、肝功能异常。

【治疗方法】

参照纬脉理论选穴。

灵芝石斛三元饮辨证加减。

慢性肝炎的病变特征是肝区疼痛、厌食油腻，还有肝功能的异常。患者具备这些特征我们就可以考虑有慢性肝炎。

治疗是按照纬脉理论来选穴，也可以用"灵芝石斛三元饮"。咱们纬脉理论治疗肝、胆、胰、小肠疾病，疗效是非常好的，咱们有一个学员曾经在微信里边跟我交流，她说按照纬脉理论治疗这些病特别好！她给病人针胸6、7、8、9、10夹脊穴，疗效非常好，确实是这样的，大家可以进一步再验证。

7. 慢性胆囊炎

【病变特征】

胆区压痛、厌食油腻、胆囊炎影像学检查 (+)。

【治疗方法】

参照纬脉理论选穴。

灵芝石斛三元饮辨证加减。

8. 慢性胰腺炎

【病变特征】

上腹疼痛、厌食油腻、腹泻、胰酶升高。

【治疗方法】

参照纬脉理论选穴。

理乱复原汤辨证加减。

慢性胰腺炎的表现就是上腹疼痛、厌食油腻、腹泻，还有就是胰酶的升高。这是慢性胰腺炎的一个特征。

选穴还是按照纬脉理论选，刚才这些穴位都是可以用的。在这再告诉大家一个方子，叫"理乱复原汤"，这个方在我《贾海忠中医体悟：父子亲传实录》这本书里有讲，治疗整个消化系统功能紊乱。这一张方子很好用，吴茱萸、知母、枳实、白术、石菖蒲，就这五个药组成，本来这五个药是我预防动脉硬化的一个组方。但是呢，这五个药本身它的立足点是在于调理整个内胚层器官的功能，使它保持内胚层器官的完整性、协调性。内胚层器官的屏障作用好了，有害物质就不能进入到血液，就不会损坏血管内皮，它就能够防治动脉硬化。虽然这方子里边没有活血药，能起作用吗？能！而且疗效还是很不错的。我记得有一次一个肾衰的病人来诊，当时他全身各种症状都出来了，吃的药非常多。然后我就跟他说，我给你开一个小方。就这五味药，病人吃了一周再来的时候，反馈说这药太管事了。其实每一味药就 3 ~ 5g，总共也就十几克，非常有效。对慢性胰腺炎这个方子也是很好用的，一般来讲几副药都会有显著效果的，不要小瞧这个方子。

9. 慢性腹泻

【病变特征】

大便溏稀。

【治疗方法】

天枢、长强。

理乱复原汤辨证加减。

慢性腹泻这个病的治疗，我们可以选用天枢和长强，这两个穴位治疗泄泻肯定是有效的。"理乱复元汤"治疗泄泻仍然是很有效的，除了感染性的、内伤性的这两类泄泻以外，它的疗效都是很好的。

10. 习惯性便秘

【病变特征】

大便次数减少，或伴大便干结。

【治疗方法】

天枢。

芍药甘草汤辨证加减。

习惯性便秘，老拉不出来，表现为大便次数的减少，或者是大便干，但是有的是几天拉一次而大便并不干，这些都叫习惯性便秘。

治疗选穴，我们就可以选天枢穴，无论是便秘和泄泻，它都是比较好用的一个穴位。治疗习惯性便秘有一个方子，叫"芍药甘草汤"，这个方子也非常好用。一般来讲，治疗便秘都习惯用决明子、火麻仁……其实不一定需要，芍药甘草汤这张方子就极好用，这个经验是甘肃省中医院的一位名为杨作谋老医生的。那是30年前我们上大学的时候买的很小的一本书上记载的，这个书现在肯定是买不到了，当时大概2毛钱买的。老先生本身就有习惯性便秘，吃了很多的药，但是一停药就犯。后来他就琢磨，说芍药甘草汤应该有理气润肠通便的作用，而便秘就是气机不畅嘛。所以他就用芍药甘草汤试试，果然疗效很好，于是他就把这个经验介绍出来了。使用的时候，这个剂量很关键，芍药一定要在30g以上，30～50g，量要大，甘草也要用到10～20g，甚至30g这样一个剂量。一般来讲，吃进去药6小时就会排便。如果说你吃上去还觉得力量不够，那再加什么呢？一般是加阿胶，加上阿胶10～20g，大便就容易保持通畅。如果说病人的瘀血征象还比较明显的话，你可以加当归30g，这样吃上去以后大便很容易下来，还可以再加桃仁。总而言之是以芍药甘草汤为基础就可以了。

11. 阴道干涩

【病变特征】

阴道干涩、性交疼痛。

【治疗方法】

针刺或艾灸会阴。

阴道干涩、性交疼痛，这也是内胚层中脉的疾病。

针刺会阴穴就可以了，或者是用艾灸也是可以的。不要以为这个艾是热性的，阴道干涩就不能用，不是这样的，艾灸穴位是可以解决干燥问题的。

12. 尿道疼痛

【病变特征】

排尿时尿道疼痛。

【治疗方法】

会阴 + 曲骨。

治疗选穴就选用会阴、曲骨，针刺就可以。这种一般是非感染性的、非细菌性的炎症，就这么来处理。

（二）整体生命活动所需营养物质匮乏

营养不良

【病变特征】

消瘦乏力、全身激素水平降低、精神萎靡、发育迟缓、女性闭经。

【治疗方法】

艾灸神阙。

前边是功能紊乱的，这部分就是营养匮乏的，营养物质匮乏就是虚弱。第一个常见的病就是营养不良、消瘦，全身激素水平降低。

这两天有一个病人过来找我复诊，是一个减肥的女孩。她从 120 斤减到了大概七八十斤，减了很多，结果月经没了，化验结果提示所有的激素水平都是降低了。然后医生告诉她这个就是早衰了，卵巢也早衰了。实际上这就是因为严重的营养不良导致的，人瘦，激素水平低，不能就这么给人家判死刑，就说没法治了，实际上还是有办法的。经过治疗以后，看她气色各方面已经在好转。因为营养不良而出现精神萎靡是肯定的，小孩子还可能发育迟缓、老长不高，女性还可能闭经。

对于这种病的治疗，就是艾灸神阙，当然用中药健脾也是可以的。为什么要灸神阙？后边我们还要专门讲这些穴位，这儿就不展开了，因为它就是作用于内胚层中脉的。

（三）整体生命活动所需营养物质过剩

1. 肥胖

【病变特征】

体重超标。

【治疗方法】

节食 + 运动（不跑步）。

花粉越鞠清胃散加减，餐前半小时服用。

第三个大问题就是营养过剩，营养物质过剩的表现特点就是肥胖，体重超标。怎么治呢？节食加运动，但是不跑步。有的人肥胖，买了跑步机要减肥，结果没跑几天，膝关节跑坏了。在跑步机上站得比较直，那就更容易伤膝盖了，大的重量全部都在膝关节、踝关节上，所以说不要跑步。但是可以散步，可以活动，活动量要足够，而不是要很大的活动强度。节食是必须的，老百姓讲"无土打不起墙"。如果说我吃得不多还胖，那除非是另外一种病——甲减，吃得少也胖。但是很多人还是因为吃得多，所以说是要节食的。

治疗方面，如果说这个人是多食易饥，饿得不行，那你就要帮助他实现少吃，让他能够自己节食，如果他节食不了那就少吃不了。我记得有一次我收了个病人，是东北某一个县的人大主任，特别胖。让他减肥，他说减不了，说吃饭的时候就像肚子里边有个人拿绳子往里拉，吃起来停不住。我们给他吃什么药呢？就吃天花粉加上越鞠丸去神曲，再加清胃散，他服药 3 天，这些症状就没了，少吃饭还不饿。所以说这个方子，让病人在饭前半小时吃，然后在吃饭时把饭量减了，就不会饿。用这种办法，节食、运动加药物，餐前半小时吃药，这样病人就没有饿的感觉，就可以少吃、慢吃了。但如果病人要硬抵抗，不饿了但自己还想吃，那硬塞还是能塞进去的。一定要注意让病人自己管好自己，大夫只能帮你少吃不饿，但不能帮你少吃，少吃是要你自己去努力的，要去掉贪心。

这儿我们就不说用什么针灸的办法了，因为所有针灸的办法都必须建立在节食的基础上。如果没有节食，针灸用多少也不管用，全身扎上也不管用。有人问针灸减肥怎么做，如果今天谁还有这个问题就不要提了，因为我觉得离开节食，所有的治疗都无效。如果是非要减肥吃泻药，那身体就一定糟了，身体虽然瘦了，人也垮了，那没必要。后正中脉的内胚层中脉就讲完了。

四、肠背系膜脉

下面讲肠背系膜脉，首先是肠道，然后是背系膜。我们的肠道在腹腔里面，前边有一个系膜是与腹壁连着的，后边有一个系膜是与脊柱连着的，也就是肠道在中间被固定着，我们的整个消化系统也是这样。

【循行路线】

肠背系膜脉与内胚层中脉并列循行。从鼻咽、口咽、喉咽部后方正中开始向下经食管后纵隔、胃背系膜、十二指肠背系膜、空回肠背系膜、结肠背系膜、直肠肛管系膜。

背系膜与内胚层中脉并列循行，也就是它在内胚层中脉的后面，在脊柱的前面，从鼻咽、口咽、喉咽后方正中开始，向下经过食管、后纵隔、胃背系膜（实际上就是胃大弯那边的系膜）、十二指肠背系膜、空肠背系膜、整个小肠的系膜，然后结肠背系膜一直到直肠肛管的系膜，即整个内胚层这个管道后边都固定在脊索脉上。

【发育演变】

肠背系膜脉来自中胚层。

肠背系膜脉的发育演变就是这样，它固定在后正中线上。它整体是这么一个结构，整个背系膜、肠系膜一直固定在肠子上，因为肠子在一直长，肠系膜在跟着扭转打折，看上去毫无规律，其实原来是很有规律的，是后正中线上的一个膜。

【脏器关系】

前连内胚层来源的所有器官，后连椎体。

肠背系膜脉是前连内胚层来源的所有器官，后连椎体，肠背系膜脉使

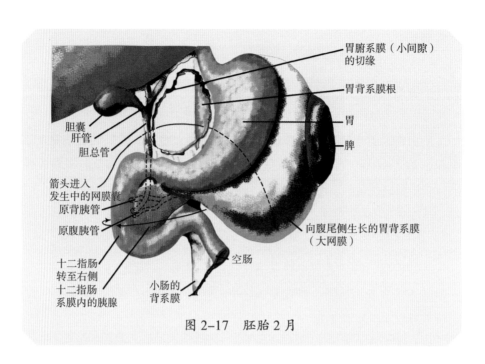

胃腑系膜（小间隙）的切缘

胃背系膜根

胃

脾

胆囊
肝管
胆总管

箭头进入
发生中的网膜囊
原背胰管
原腹胰管

向腹尾侧生长的胃背系膜
（大网膜）

十二指肠
转至右侧
十二指肠
系膜内的胰腺

小肠的
背系膜

空肠

图 2-17　胚胎 2 月

它们保持联系的一个关键的结构。

【脉息特征】

①生物分子信息。

②生物力学信息。

肠背系膜脉的脉息特征，就是生物分子信息，是生物代谢的一个特征。

再一个就是生物力学的信息，因为整个内胚层器官相当于通过它挂在脊柱上了。就像一棵树，后边有东西都挂在这个树上，就是这样一个结构。它的力学信息也就是内胚层器官的移动，对它是有作用的，它也能够对这些器官的位置起固定作用。

【功能特征】

①使内胚层来源各脏器组织固定在合适的空间范围。

②次第沟通内胚层来源各脏器组织与中胚层、外胚层来源脏器组织之间的信息联系。

因为肠背系膜脉是在内胚层中脉与脊索脉中间，所以说内胚层来源的各脏器组织与中胚层、外胚层来源脏器组织是通过它才发生相互作用的。但我们往往对这一点不怎么重视，对肠系膜也不怎么重视。最近医学界又提出要把肠系膜当作一个器官来对待，我估计大家有人看到过。我觉得肠系膜就是一个非常重要的器官，而不是一个可有可无的器官！

【动力来源】

①生物能量。
②直接相关组织器官活动。
③重力、牵拉力。

肠背系膜脉的动力来源，一个是生物能量，一个是直接相关组织器官的活动，再一个是重力和牵拉力。就是我们吃进去东西，胃肠道都要挪动，胃肠道的蠕动，食物在里面也来回动，这个牵拉对肠背系膜脉就起一个调节作用。

【病变特征】

①内胚层来源脏器移位。
②肠系膜血管病变。
③肠系膜神经病变。

一个是内胚层来源脏器的移位，就是它没在正常应该在的位置，这是因为肠背系膜脉出现了病变。还有就是肠系膜的血管病变和肠系膜的神经病变，因为肠系膜里面存在走行的血管、神经以及纤维成分。

【与中医经脉相关性】

与中医经脉相关度最高的是三焦经，因为从上到下都有，而且和腹膜腔是紧密相连的，所以说它和中医的三焦经关系最密切。

（一）内胚层来源脏器移位

胃下垂

【病变特征】

胃下垂、餐后小腹胀、消瘦、便秘。

【治疗方法】

天容、中脘、下脘。

肠背系膜脉的相关病症，第一个就是内胚层来源脏器的移位，最常见的是胃下垂。胃下垂的病变特征是什么？首先造影可以发现胃下垂，这类胃下垂的病人，望诊的特点是消瘦。身材为瘦长型的人往往容易出现胃下垂，表现为餐后腹胀，是哪儿胀呢？就是小肚子胀。像我们一般是吃完饭上腹胀，他吃完是小肚子胀，因有为胃垂下去了，所以一吃就下去了，胀起来的是小腹部。另外由于胃肠道有这种问题，导致饮食减少，不敢多吃，就没什么可拉，所以出现便秘。这就是胃下垂的临床特征。

治疗就选天容、中脘、下脘这几个穴位，为什么要选这几个穴位？其实这几个穴位，天容是针刺到咽部的后壁，也就是肠背系膜脉的上端。因为它是无力的，所以要刺上端增加它提升的能力。中脘、下脘也是要刺激，尤其是在这种情况下是可以刺得稍微深一点儿，那就可以直接刺激到肠背系膜上去。我记得以前他们治疗胃下垂，用长针，要扎很深。其实也不需要，因为人体内部都是相关联的，不需要扎那么深，间接地也会影响到肠背系膜脉。所以说我不太主张扎那么深，为什么呢？如果说你扎针的技术好，能够知道底下的器官，没有风险还好；如果不知道，在那儿瞎扎，尤其是针不好，又粗，就容易出事儿。针太锋利也不行，太锋利的时候进去以后把空腔脏器扎破了也不好。一般情况下不会有事，但是我认为还是不要去冒这个险。因为胃肠道一直在蠕动，想扎住它，除非进针速度非常快，肠道还没来得及动就扎进去了，如果进针慢的话它会往一边儿躲。所以说只要进针的速度慢就没有多大风险，这是在治疗这类病选穴位的时候大家要注意的。

（二）肠系膜血管病变

1. 慢性肠系膜动脉缺血

【病变特征】

腹痛腹胀（进食后加重，饥饿时减轻）、腹泻、便血。

【治疗方法】

①水分、阴交。

②膈下逐瘀汤加减。

再一个就是肠系膜动脉缺血，肠系膜动脉缺血在临床上其实很容易误诊，只出现肚子疼，那它这个肚子疼有什么特点？如果是急性栓塞，比如说患者有风湿性心脏病、瓣膜病、心内膜炎，突然出现了持续的肚子疼、便血，这个有可能是肠系膜动脉被掉下来的栓子堵上了，这是急性的；慢性的还有动脉硬化，颈动脉硬化后可导致脑供血不足，心脏动脉硬化后可导致冠心病，心脏供血不足出现疼痛……心脏出问题的话，一活动会出现胸痛，但是胃肠道如果出现动脉硬化、变窄，什么时候会疼痛呢？一定是进食以后。胃肠道也干活，只要你进食了它就开始干活，供给的血不够就表现出来进食后腹痛、腹胀加重。因为供血不足，整个肠胃功能减退，吃进去传递到那儿的东西不能推动下去就会出现腹胀，再一吃东西，负担更重，就会更疼，饥饿的时候不吃东西反而可以减轻。还可以出现腹泻、便血，腹泻是因为血管有问题了，整个循环不好，吸收也不好，所以会出现腹泻。严重的血管堵死了就会出现肠黏膜的破坏，然后导致便血。

如果是缺血性的疼痛，我们选用穴位的时候一般选用水分和阴交，就是肚脐的上一个穴位和下一个穴位。这些症状出现的时候我们选这个就行了，这个时候还可选用膈下逐瘀汤配上，让病人好好吃。这种肠道的缺血就可以改善，疼痛可缓解。所以膈下逐瘀汤治疗的疾病里，其中就有腹泻、腹痛，这个大家可以看《医林改错》里有关膈下逐瘀汤的适应证。

2. 肠系膜静脉炎

【病变特征】

腹胀腹痛、腹泻、便血、胃肠黏膜损害病史。

【治疗方法】

①水分、阴交。

②四妙勇安汤加减。

再一个就是肠系膜的静脉炎，因为肠系膜内有动脉，也有回流的静脉。出现静脉炎时，它表现的特点是腹痛、腹胀、腹泻、便血，这个和动脉病变特征一样。另外一个特点是病人一般都有胃肠黏膜损害的病史，因为只有胃肠黏膜损害以后，有害的微生物才会进入到它的静脉体系里，才有可能引起肠系膜静脉炎。

治疗选穴仍是水分和阴交，但是处方不一样，动脉病变是膈下逐瘀汤，这个静脉炎是四妙勇安汤。四妙勇安汤是一个非常好的方子，我们说四妙勇安汤治疗脉管炎引起的疼痛效果非常好，治疗冠心病内有瘀热的也非常好，治疗各种静脉炎也很好。前提是要有瘀热，如果不是瘀热就不能用它。

（三）肠系膜神经病变

【病变特征】

腹胀、大便困难、糖尿病史或甲状腺功能减退病史。

【治疗方法】

①天容、天枢。

②理乱复原汤辨证加减。

再一个是肠系膜神经病变，这个肠系膜神经病变在我们教科书里几乎没有，但事实上在临床上是存在的，它的临床特征是什么呢？肚子胀，大便困难，不疼。这种病人往往是有糖尿病病史或者甲状腺功能减退的病史，这是最常见的两个疾病，也就是糖尿病性胃肠疾病，比如糖尿病性肠病、糖尿病胃轻瘫。甲状腺功能减退以后，肠道蠕动也是减弱的，所以也会出现大便困难。前边讲了内胚层来源器官，其中一个是甲状腺，甲状腺是在整个器官的最上端。所以甲状腺疾病如果功能亢进，表现为吃得多，胃肠蠕动增快，大便次数增多；但是如果是功能降低，整个管道的开头动力不足，那就会全部怠工甚至停工，所以出现吃得不多，肠蠕动减慢，表现为腹胀，大便出不来，大便干，然后血脂高，怕冷，整天没精神，嗜睡。

治疗选穴天容和天枢。天容是整个肠背系膜脉的上端，天枢是调节胃肠一个经典的穴位。这种病人在选方时还可以用理乱复元汤，不要以为这个方子只能治腹泻，治便秘腹泻交替或时干时稀，也就是毫无规律的胃肠功能紊乱，理乱复元汤就是最佳选择。有一位朋友的母亲患糖尿病，要么一直拉不下来，七八天不大便，肚子胀得不行；要么就是一拉就拉得都提不起裤子，天天坐在马桶上。就是这么一个情况，你说这咋治？说在当地中医也给看了两个多月，不行。结果后来到了市人民医院，结果在那儿住了一段时间，还是没解决这个问题。后来就到北京某三甲医院，来了以后主要是做检查。然后我给老太太看了一次，因为当时排除了肿瘤，出院的时候就给老太太开了这个方子。这个方子 14 副药总共 7 块钱，因为这位朋友是药监局的，他以为是药房照顾他，其实就是这么便宜。结果是吃了 14 副药就好了。正好赶上过年，我去老太太家看她，状态挺好。我就跟老太太说，您这次看病前边花了一万多，到北京又花了好几千，加起来将近两万块钱，都没解决问题。我给您开这个方子 7 块钱，病好了，您看我要是挣您的钱，连矿泉水都喝不上。买瓶矿泉水多少钱，卖 7 块钱药才挣多少钱，对吧？我就开玩笑说以后你们再看病，准备多少钱好？"你想多少钱好，给我，我给你治好"，这是笑话，也就是说能不能治好病跟钱多少没关系，真的是跟钱多少没关系。所以说，这个方子我希望大家记住，这是我自己创立的一个方子，很好用。如果大家想更详细地了解，可以看《贾海忠中医体悟》，那本书里面都有。

第三节 前中脉体系

一、前正中脉

【循行路线】

前正中脉的循行路线从下唇系带起，沿身体前正中线下行，经承浆、廉泉、天突、璇玑、华盖、紫宫、玉堂、膻中、中庭、鸠尾、巨阙、上脘、中脘、建里、下脘、水分、神阙、阴交、气海、石门、关元、中极、曲骨，止于会阴，这个实际上就是任脉的走向。

【发育演变】

最表浅皮肤来源于外胚层，其内腹壁全层来源于中胚层，前中脉由口咽膜至泄殖腔膜之间的人体前正中线组织聚合而成。

前面我们讲了，说胚胎发育的时候，外胚层边缘左右对合就形成正中间任脉这条线——正中线。肚脐这儿是怎么来的呢？肚脐就是里面的内胚层边缘向中间聚集在一起，就形成肚脐。

最表浅皮肤来源于外胚层，就是这个最外边这一层是外胚层，其内的腹壁全层来源于中胚层。大家注意，"其内的腹壁全层"指的是腹壁，是来源于中胚层。只有肚脐这儿是内胚层的，整个任脉上是没有内胚层的，记住了。

我们再看这张图（图2-18）就知道了，外胚层、羊膜腔、内胚层、卵黄囊，然后它就是往里边包，外面的往里包就卷进去了，将来就形成肚脐了，这外胚层、中胚层两边合到一起，就是任脉，就是前正中线。任脉、前正中脉，路线是很清晰的，学过解剖可以看到前正中线各层都有自

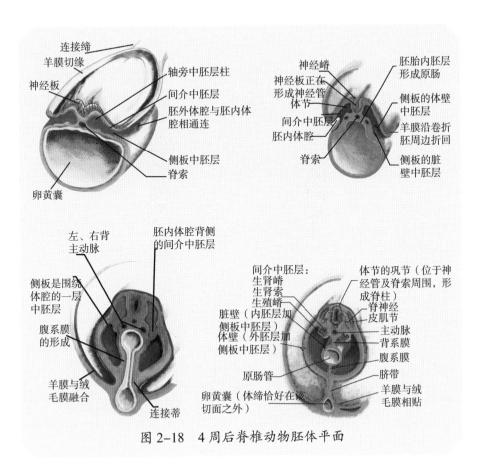

图 2-18　4 周后脊椎动物胚体平面

己的特点，怀孕以后这一条路线看得更清晰。

　　图 2-19 是把皮肤去掉以后，就是这条线正中线，有骨膜、筋膜，一直到肚脐，一直到会阴，整个像一条缝合线一样。所以说经脉的形成可以用胚胎学来解释的。肚脐以下正中间，除了腹壁腱膜以外，还有一个脐尿管，在肚脐正中壁内，肚脐以下才有的，肚脐以上就没有这个结构。

【脏器关系】

　　与全身各脏器组织均有关。

　　因为从上到下它跨过了所有的纬脉，所以说它和任何脏器组织都是相关的，有时候治病只需要取任脉上的穴位也就可以了。

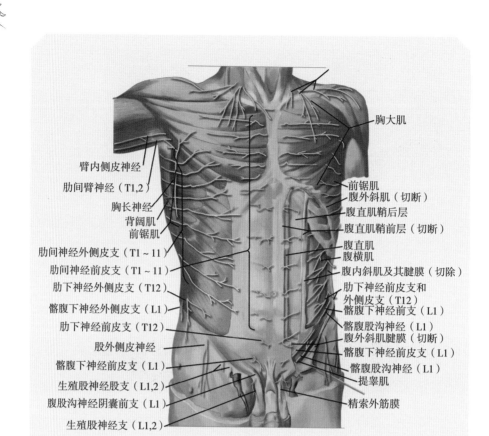

图 2-19　前正中脉

【脉息特征】

①电信息、生物分子信息。

②牵拉力信息。

它的脉息特征，生物电信息和生物分子信息，这个是比较弱的。再一个主要是牵拉信息，因为它在前正中线，如果里面再扩张，实际上对它是一个牵拉，肚子胀也是牵拉，越牵拉它也越结实。

【功能特征】

①聚合沟通左右对应的纬脉。

②贯通人体头尾两极。

③保护中胚层、内胚层来源的脏器组织。

第一个是聚合，就是把两边儿合起来，沟通左右对应的纬脉。左右两侧在往中间合的时候，它对侧的纬脉不会跟它错着合上去的，而一定是左边和右边完全地对接上去的，就是沟通聚合左右对应的纬脉。

第二个就是贯通人体头尾的两极，从最上面一直到最下面，是头尾的两极。

第三个是保护中胚层、内胚层来源的脏器组织。因为只有它合得非常好的时候，里面的器官才能不出来，所以说它是一个保护。如果没长好，脏器外翻，畸形就出来了。有的小孩出生的时候肠子没进去，就是没有包好，跟包饺子一样，馅儿没包好，漏出来了。那就是胚胎发育的时候没发育完整。

【动力来源】

①生物能量。

②牵拉力。

③类聚力。

它的动力来源一个是生物能量。任何组织器官它都需要生物能量来维持。

再一个就是牵拉力也是帮助它强壮的一个动力来源。

另外还有一个，叫类聚力，为什么叫类聚力？这是我创造的一个新词，就是物以类聚，它的目的是什么呢？目的是求生存，求发展。你看一类东西想要发展壮大必须是物以类聚的，如果都分散开来不互相接触，就不可能生存繁衍下去，所以说它必须合起来。那么前正中脉发展和结合是在哪儿呢？是在两侧边缘汇合与结合。

从阴阳划分上来讲，后正中脉也就是脑脊髓脉是纯阳，前正中脉就是纯阴了。这就是我们说"任脉是一身经脉之海"，都汇合在这儿，所以说任脉属阴，督脉属阳，这个和中医是一致的。

【病变特征】

①左右协调平衡失常。

②上下协调平衡失常。

③内外协调平衡失常。

下面看病变特征，它也会引起左右协调平衡的失常，可以引起上下协调平衡的失常，可以引起内外协调平衡的失常。任脉涉及的病变特征和脑脊髓脉的很类似。

【与中医经脉的相关性】

与中医经脉关系最密切的就是任脉。

· 相关病症

（一）左右协调平衡失常

1.偏身出汗

【病变特征】

一侧半身出汗。

【治疗方法】

承浆、水分、阴交、曲骨。

左右协调平衡失常的时候，是一侧身体出汗。

根据前面讲的可以选后正中脉上的穴位，大家应该记得从上到下的穴位。我们也可以选任脉上的穴位，就是前正中脉上的承浆、阴交、水分、曲骨，选这些穴位也能治疗一侧身出汗，一侧身不出汗。所以说学得越多你就会觉得治疗的方法有很多，绝不是只有一个。

2.偏身感觉障碍

【病变特征】

一侧偏身感觉异常。

【治疗方法】

承浆、水分、阴交、曲骨。

再看偏身感觉异常，一侧身子异常，另一侧正常，原理一样，我就不展开讲了。

3. 偏身运动障碍

【病变特征】

一侧身体无力、痉挛。

【治疗方法】

承浆、水分、阴交、曲骨。

（二）上下协调平衡失常

1. 上热下寒

【病变特征】与【治疗方法】

头热身凉——廉泉。

颈以上热颈以下凉——璇玑。

胸以上热胸以下凉——鸠尾。

脐以上热脐以下凉——水分、阴交。

还有上热下寒，注意这选穴和后边脑脊髓脉不一样。头热身凉，之前的课说选风府，这节课就告诉大家选廉泉也可解决这个问题。如果颈以上热、颈以下凉我们可以选璇玑；胸以上热、胸以下凉可以选鸠尾；脐以上热、脐以下凉可以选水分和阴交。

2. 上寒下热

【病变特征】与【治疗方法】

头凉身热——廉泉。

颈以上凉颈以下热——璇玑。

胸以上凉胸以下热——鸠尾。

脐以上凉脐以下热——水分、阴交。

上寒下热临床太少见了，说上边凉下边热，这种情况你们见得多不多？反正我见得极少。上热下寒多见。如果见到上寒下热还是这么取穴，找好分界就可以，取这几个穴就是沟通上下，保持通畅，所有的异常都能解决。

3. 上实下虚

【病变特征】与【治疗方法】

头面肿胀，头面以下无肿胀——廉泉。

颈以上肿胀，颈以下无肿胀——璇玑。

胸以上肿胀，胸以下无肿胀——鸠尾。

脐以上肿胀，脐以下无肿胀——神阙。

上实下虚，取穴大家注意上三个还是一样，头面肿胀、头面以下没有肿胀可以选廉泉；颈以上肿胀、颈以下无肿胀可以选璇玑；胸以上肿胀，胸以下无肿胀可以选鸠尾；脐以上肿胀、脐以下无肿胀可以选神阙，就是以肚脐为标志，这个也可以艾灸。神阙一般是禁针的，因为这个地方容易藏污纳垢，容易感染，所以一般肚脐不扎针。如果要扎，有的人学过别人讲的脐针，就是在肚脐周围扎针可以，但是不能在肚脐眼上扎针。

4. 上虚下实

【病变特征】与【治疗方法】

头面无肿胀，头面以下肿胀——廉泉。

颈以无肿胀，颈以下肿胀——璇玑。

胸以无肿胀，胸以下肿胀——鸠尾。

脐以无肿胀，脐以下肿胀——神阙。

（三）内外平衡失常

1. 外寒内热

【病变特征】与【治疗方法】

胸中热胸壁凉——膻中针刺至骨膜。

上腹腹中热腹壁凉——中脘。

下腹腹中热腹壁凉——关元。

外寒内热临床上还是不少见的，外面觉得凉里面觉得热，即灯笼热，里面像灯笼点个蜡烛一样，外面是凉的，胸中热，病人觉得热但是胸壁是凉的。

这个针刺膻中是要针到骨膜上，这是一个行针的手法，为什么呢？针到这儿以后实际上内外就容易沟通了。上腹腹中热腹壁凉可以针中脘，刺的深度既不要太深，也不要太浅，在纬脉里边我可能没跟你们讲，归到下一讲功能单元理论，要跟大家讲。腹部穴位针刺的深浅跟你依据的理论有关系，像腰痛针肚子时要求针刺是浅的，不需要深，而有些又需要深；这个是中等的深度，既不要太深也不要太浅就可以了；下腹腹中热腹壁凉，针刺关元，也是中等深度。

2. 外热内寒

【病变特征】与【治疗方法】

胸中热胸壁凉——膻中针刺至骨膜。

上腹腹中热腹壁凉——中脘。

下腹腹中热腹壁凉——关元。

二、肠腹系膜脉

【循行路线】

上下是从胃到十二指肠的小网膜（肝胃韧带、肝十二指肠韧带），前后是从膈下至脐以上腹膜正中的镰状韧带，该韧带的游离下缘肥厚，内含由脐至肝门的脐静脉索，特名为肝圆韧带。

深部对应的穴位：巨阙、上脘、中脘、建里、下脘、水分、神阙。

前中脉体系的肠腹系膜脉，原来讲过的是背系膜脉，这是一个腹系膜。我们整个内胚层器官衍变成的这个系统，不但后边固定在脊柱上，前面还固定在腹壁上，这个是靠腹系膜固定，但是腹系膜比背系膜短。我们看一看它的走向，上下从胃到十二指肠的小网膜，如果解剖不熟悉，大家心里边可能就不清楚了，这里边有肝胃韧带、肝十二指肠韧带、镰状韧带。镰状韧带的游离下缘比较肥厚，内含由脐至肝门的脐静脉，还有一个退化的结构叫脐静脉索，也就是在胚胎时期的一个脐静脉。其实那个脐静脉走的是动脉血，特名为肝圆韧带，因为它已经退化了，就变成了条索状的东西。这个就是镰状韧带和小网膜，其实这个构成了肠腹系膜，它对应的穴位有哪些呢？前面是巨阙、上脘、中脘、建里、下脘、水分，一直到神阙，就是到肚脐以上，也就是腹系膜脉只是在膈以下、肚脐以上这一段。

【发育演变】

我们来看看肠腹系膜脉发育演变（图2-20），左侧是肚脐，上面的把肝脏和胃联系在前面的这整个结构就是腹系膜。可能看不太明白，我们看图2-21胃小弯这一侧，实际是一层膜，与肝连着，肝跟前边腹壁连着，整个腹系膜脉是在这儿。大家一看就知道肠腹系膜脉如果出问题，都会有哪些疾病。

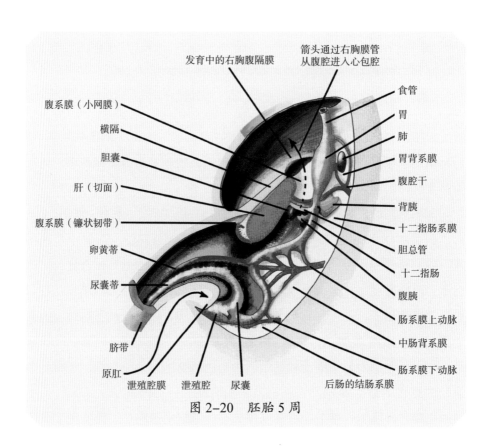

图 2-20　胚胎 5 周

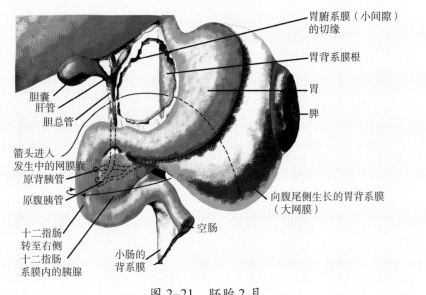

图 2-21　胚胎 2 月

胃腹系膜（小间隙）的切缘

胃背系膜根

胃

脾

向腹尾侧生长的胃背系膜（大网膜）

胆囊
肝管
胆总管

箭头进入
发生中的网膜囊
原背胰管
原腹胰管

十二指肠
转至右侧
十二指肠
系膜内的胰腺

空肠

小肠的
背系膜

【脏器关系】

肠腹系膜脉与胃、十二指肠和肝均有关。

肝胃韧带里有肝胃左右动脉、胃冠状静脉、幽门静脉、胃神经丛分支、胃上淋巴结及淋巴管、迷走神经的肝支等。这些都在肝胃韧带里边，实际上是在腹系膜里边。

肝十二指肠韧带的双层腹膜里边含有肝固有动脉、门静脉主干、胆总管、淋巴结、淋巴管、肝神经丛。

所有这些结构都在肠腹系膜脉里边，也就是说这个地方有了病，这个结构有问题以后，它就会导致相应脏器的病变。

【脉息特征】

①生物分子信息。

②生物力学信息。

它的脉息特征就是跟肠背系膜脉是一样的，包括生物分子信息和生物

上篇　慈方经脉理论与应用·第二章　慈方医学经脉理论及临床应用

79

力学信息。因为和肝脏的前边连起来，所以肝脏的上下活动都始终在牵动着腹系膜。

【功能特征】

①使内胚层来源的胃、十二指肠、肝胆固定在合适的空间范围。

②次第沟通内胚层来源的胃、十二指肠、肝胆与中胚层、外胚层来源脏器组织之间的信息联系。

它的功能特征一个是起固定作用，固定内胚层来源的胃、十二指肠、肝胆，把它们固定在一个正常的范围内。

其次就是使这几个脏器通过肠腹系膜脉跟中胚层、外胚层保持联系。

【动力来源】

①生物能量。

②相关组织器官活动。

③重力、牵拉力。

动力来源于生物能量、相关脏器的活动，再加上重力、牵拉力等。

【病变特征】

①内胚层来源脏器移位。

②腹系膜血管病变。

③腹系膜神经病变。

它的病变特征就这三个，一个是内胚层来源脏器比如肝、胃、十二指肠的移位，得让它固定在一个适中的范围内；再一个是血管的病变；然后是神经的病变。

肠腹系膜脉就这几个结构，实际上还有一个，就是淋巴，包括淋巴管、淋巴结。

【与中医经脉的相关性】

这个与中医经脉的相关性主要与三焦经的一部分相关，与中焦相关。

（一）内胚层来源脏器移位

1. 胃下垂

【病变特征】

胃下垂、饮食减少、进食后小腹胀大、消瘦、便秘。

【治疗方法】

上脘、中脘。

相关病症主要是脏器移位，最常见的就是胃下垂，实际上还有肝下垂。它的病变特征，我们在讲肠背系脉膜脉时已讲过。

针刺的选择呢？就针刺上脘、中脘，直接刺到腹系膜上，能够调节它的功能。

2. 肝下垂

【病变特征】

肝下垂。

【治疗方法】

鸠尾、巨阙、上脘。

肝下垂的治疗就用鸠尾、巨阙和上脘。因为肝的位置是偏上一点，你针的这几个穴位正好是针到腹系膜上，能够刺激它，使它加固的能力变好。

（二）腹系膜血管缺血或炎性病变

1. 胃左右动脉病变

【病变特征】

进食后上腹胀痛用硝酸甘油可缓解，胃镜无明显异常发现或只是胃黏膜苍白，心电图正常。

【治疗方法】

①鸠尾，或巨阙，或上脘，或中脘。

②小陷胸汤加减。

下边涉及里面的血管病变，胃的左右动脉病变，它的动脉出现病变往往是缺血性病变，如果不缺血那就没有问题。缺血性病变就会出现进食以后上腹胀痛，不吃东西还好一些，吃东西稍微一多就胀痛得不行。这种胀痛就像心绞痛一样，用硝酸甘油就可以缓解，为什么呢？硝酸甘油可以扩张血管，改善缺血就可以缓解。但是做胃镜什么也发现不了，甚至你可以发现胃黏膜苍白，但是做心电图是正常的，这种痛有时候被误诊是心绞痛，可能就是胃的缺血性病变。

治疗就用鸠尾穴，其实鸠尾穴我们以前讲过，它治疗心绞痛很好用，治胃痛也很好。因为我们发现针刺鸠尾穴治疗心绞痛比硝酸甘油还快，针下去30秒之内，基本上就止住了，对于这种胃痛也是有效的，或者是针刺巨阙、上脘、中脘。这里边任何一个穴位都能够治疗胃的动脉病变导致的腹胀痛。用药用什么呢？用"小陷胸汤"。小陷胸汤是张仲景的一张方子，治疗胃脘部疼痛的，半夏、瓜蒌、黄连，这个方是非常有效的。

2. 胃冠状静脉病变或者幽门静脉病变

【病变特征】

上腹不适或胀痛、胃镜见黏膜下静脉粗胀。

【治疗方法】

①鸠尾，或巨阙，或上脘，或中脘。

②小陷胸汤加减。

它的静脉病变，也是上腹不适或胀痛，但是它胃镜下可以看到的是静脉的粗张。动脉的病变可以看到的是苍白，因为供血不够。静脉的曲张的病变，就可以看到静脉粗张。

选穴和上边是一样，用的方子也还一样，也可以用小陷胸汤。

3. 胃上淋巴结及淋巴管病变

【病变特征】

上腹不适或胀痛，影像可见胃上淋巴结肿大，胃镜下黏膜增厚。

【治疗方法】

鸠尾，或巨阙，或上脘，或中脘。

淋巴结及淋巴管的病变，这个往往在症状上不好区分。但在影像上，比如做CT、核磁或者超声，可以发现胃上淋巴结的肿大，做胃镜可见胃黏膜增厚，可以有这些表现。治疗也还是这些穴位，因为这些穴位涉及到的就是肠腹系膜脉。

4.门静脉主干病变

【病变特征】

门静脉扩张、上腹不适、饮食减少、消瘦。

【治疗方法】

中脘、建里、下脘、水分、神阙。

门静脉主干的病变，门静脉扩张、上腹部不适、饮食减少、消瘦，用的穴位就是中脘、建里、下脘、水分、神阙。

5.胆总管病变

【病变特征】

胆总管炎、胆总管扩张、胆总管结石、上腹不适或胀痛。

【治疗方法】

中脘、建里、下脘、水分。

胆总管病变也还是这样的，这些都可以通过检查来发现的，自我感觉上腹不适和胀痛这些都没有特异性。

（三）腹系膜神经病变

胃神经丛病变

【病变特征】

上腹疼痛不适、嗳气，胃镜无异常发现。

【治疗方法】

鸠尾，或巨阙，或上脘，或中脘。

胃神经丛病变也是这样的，上腹疼痛不适、嗳气，胃镜没有异常发现。选用的穴位就是这几个：鸠尾、巨阙、上脘、中脘，任选一个或两个。

前正中脉就这两个，一个是我们传统讲的任脉，一个是新增加的腹系膜脉。

第四节　间侧脉体系

一、神经嵴脉

下面我们讲一下间侧脉体系，这个内容最多。间侧脉体系这里边最重要的，就是神经嵴脉，大家看一看神经嵴脉和脑脊髓脉有什么不一样呢？不都是神经吗？但是不一样，那我们来看看有什么不一样。

【循行路线】

从头面部开始，向下沿脊柱两侧交感干循行：由椎旁节和节间支连接而成，呈串珠状，上至颅底，下至尾骨前方，于尾骨的前面两干汇合，形成尾骨前方的一个奇神经节。

直接穴位：太阳穴（蝶腭神经节）、翳风穴（颈上神经节）、长强穴（奇神经节）、头颈部所有穴位。

相关穴位：夹脊穴。

大家注意啊，神经嵴脉的循行路线，是从头面部开始的，向下沿脊柱的两侧交感干走行。交感干，这又是一个解剖学的概念，就是交感神经串起来的一串。交感干由椎旁节和节间支连接而成，成串珠样，上至颅底，下至尾骨前方，在尾骨前方两干汇合形成尾骨前方的一个奇神经节，这两条线就汇合在尾骨前方了。

神经嵴脉直接涉及的穴位，一个是蝶腭神经节，就是在太阳穴这里，我记得在前两次讲座教过大家怎么针刺，这个就直接通神经嵴脉了，所以说它能治的病也很多。再一个就是颈上神经节，跟它最近的穴位就是翳风，这个穴位扎进去以后就能够刺激到颈上神经节。再一个可以接触到奇神经节的穴位就是长强，从尾骨往上刺，就可以接触到奇神经节。这是能够得着的，够不着的都在胸腹腔里边。但是头颈部所有的穴位几乎都跟它相关，因为头部所有的组织和神经嵴是同一个来源的，头面部的肌肉和躯干部的肌肉不是一样的。另外如果说我们要体表选穴的话，可以选用夹脊穴，因为夹脊穴离神经嵴脉可以说是最近的，是最方便的。我们治疗神经嵴脉病变的时候，基本上选用这些穴位。

【发育演变】

神经嵴脉是外胚层神经嵴源的组织演化而来的。

当神经褶闭合为神经管时，位于神经褶背侧缘的细胞游离于神经管两侧，称为神经嵴。

神经嵴可分化为周围神经系统中所有神经元和神经胶质细胞，还可分化为多种其他组织：头部间充质（颅骨、巩膜、角膜、脉络膜）、腮弓间充质（上颌突至上颌及面部中央除鼻以外的肌腱、肌外膜、肌束膜、肌内膜，下颌突至下颌相关结构）。

表 2　神经嵴的分化

神经嵴	周围感觉神经元
	节后自主神经元
	所有神经节
	肾上腺髓质细胞
	黑素细胞
	头颈部的骨、肌肉和结缔组织

下面我们看一看神经嵴脉的胚胎发育演变，它是由什么来的呢？它是神经嵴源的，是从神经嵴发育来的，所以我们叫神经嵴脉。它是当神经褶闭合的时候，闭合成神经管的时候，它位于神经褶背侧缘的细胞游离于神经管两侧，形成了神经嵴，我们看图 2-22 就知道了。神经嵴它都变成了什么？这个是要知道的，它变成了外周神经系统中所有神经元和神经胶质细胞，还可以分化成多种其他组织，包括头部的间充质：就是头部的骨、骨膜、角膜、脉络膜，还有鳃弓间充质，变成了上颌突–上颌，面部中

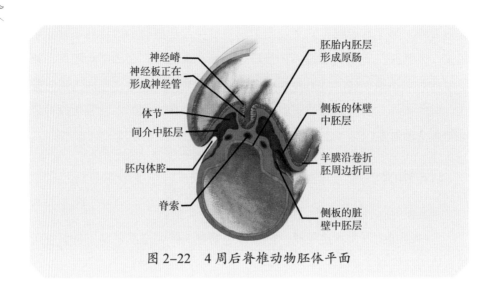

图 2-22　4 周后脊椎动物胚体平面

央除鼻以外所有的肌腱、肌外膜、肌束膜、肌内膜、下颌突及下颌相关结构。也就是说整个面部结构几乎都是从神经嵴发育而来的，所以头面部的穴位要是用好，能够治很多病。

　　大家再看，这里面还有比较有意思的东西：一个是感觉神经元，一个是节后自主神经元。肾上腺髓质是分泌去甲肾上腺素，升高血压的。所以你可以刺激神经嵴脉上相应的部位，来调节肾上腺髓质的功能。

　　我们再看神经嵴到底在哪儿呢？神经嵴就如图 2-23 中所示，两边都有，这一张图咱们原来看过。大家知道中间变成了脑脊髓脉，两边就是神经嵴。大家看这个神经嵴，中间是神经，外面还是外胚层、皮肤的其他结构。神经嵴正好就是连接外胚层其他结构和脑脊髓脉的中间的一个连接经脉，起连接作用的经脉。

　　我们再看神经嵴进一步的演变。它逐渐分离出来，单独出来了，上面是外胚层，其实这也是外胚层，对吧？外胚层和神经管之间的是神经嵴，就形成了神经嵴脉。中间是脑脊髓脉。神经节是来源于神经嵴的结构。将来它就是在脊柱的两边儿，然后形成了感觉神经元、运动神经元、肾上腺髓质的嗜铬细胞。

　　我们再看看尸体解剖上看到的，一个一个的神经节连成一串的，形成

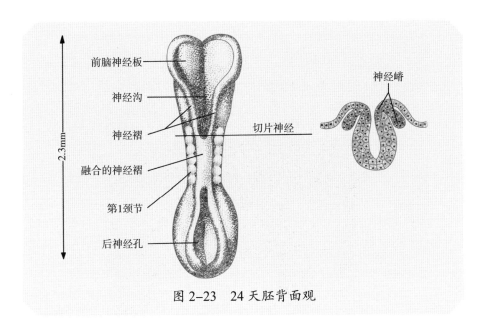

图 2-23　24 天胚背面观

前脑神经板

神经沟

神经褶

切片神经

融合的神经褶

第1颈节

后神经孔

神经嵴

2.3mm

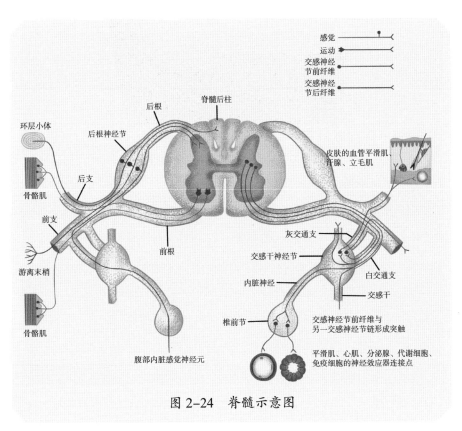

感觉
运动
交感神经
节前纤维
交感神经
节后纤维

脊髓后柱

后根

后根神经节

环层小体

后支

骨骼肌

前支

游离末梢

骨骼肌

前根

腹部内脏感觉神经元

皮肤的血管平滑肌、汗腺、立毛肌

灰交通支

交感干神经节

白交通支

内脏神经

交感干

椎前节

交感神经节前纤维与另一交感神经节链形成突触

平滑肌、心肌、分泌腺、代谢细胞、免疫细胞的神经效应器连接点

图 2-24　脊髓示意图

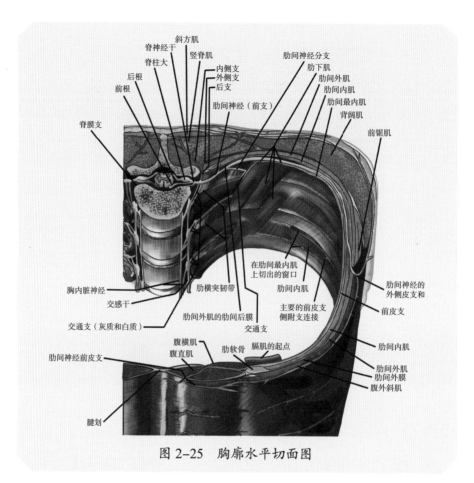

图 2-25　胸廓水平切面图

脊柱前的交感干神经链，它就是在脑脊髓脉和脏器之间的一个过渡。

　　针刺颈部翳风刺激到的就是颈部的交感神经节。天容穴这儿也有一个神经节。所以说为什么颈部这儿的几个穴位效果那么好，就是因为它们是神经嵴脉上的非常关键的点。再往下到颈 5，就是颈下神经节。这些合起来、串起来一直到刚才咱们看到的胸腔里边的交感干。所以说你从上边针这几个穴位的时候，可以直接调节整个神经嵴脉的功能。

　　这是正面看，一边一条线，然后中间还有网状的交织，看见了吧？很清晰的啊。这些都客观存在，不是想象的。下边儿有汇合成的盆腔神经丛，在尾骨前方这儿形成一个神经节。这个有点像佛医里讲的左脉、右脉

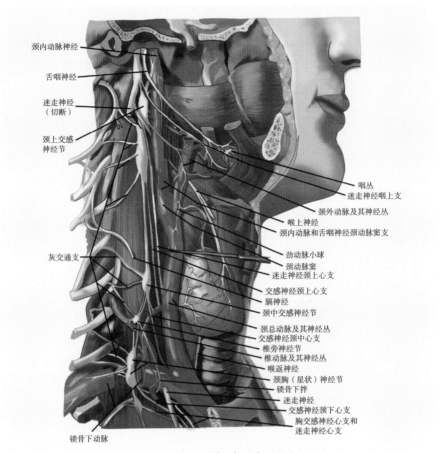

图中标注（从左上开始）：

颈内动脉神经
舌咽神经
迷走神经（切断）
颈上交感神经节

灰交通支

锁骨下动脉

咽丛
迷走神经咽上支
颈外动脉及其神经丛
喉上神经
颈内动脉和舌咽神经颈动脉窦支
劲动脉小球
颈动脉窦
迷走神经颈上心支
交感神经颈上心支
膈神经
颈中交感神经节
颈总动脉及其神经丛
交感神经颈中支
椎旁神经节
椎动脉及其神经丛
喉返神经
颈胸（星状）神经节
锁骨下拌
迷走神经
交感神经颈下心支
胸交感神经心支和
迷走神经心支

图 2-26　颈部神经解剖图

合在一起的感觉。

【脏器关系】

①神经嵴脉的主要成分之一是植物神经，植物神经又分为交感神经和副交感神经。

②通过植物神经系统，自动调整与个人意志无关的所有脏器的功能。

前面我们讲到了，意识、非意识（或者叫无意识），就指的是这一部分。跟你意志没关，你想怎么着，是左右不了它的。你说我想让心跳慢点儿，它慢不了；你说我想让它快点儿，它也快不了；你说我想让这个胃肠

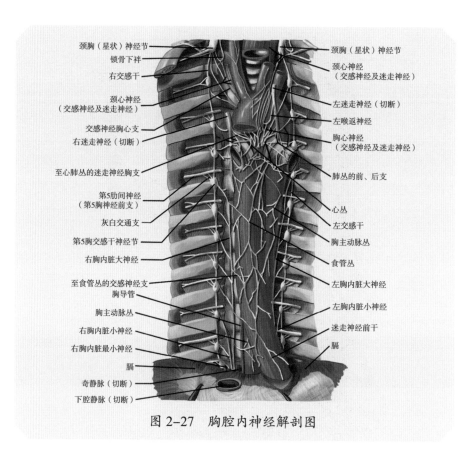

图 2-27　胸腔内神经解剖图

道蠕动快点儿，它也快不了。这些都不以你的意志为转移，是神经嵴脉在平衡、协调这些器官。那么，要想影响它们，就得通过影响神经嵴脉，然后就可以调整它们了。

③交感神经由脊髓发出神经纤维到交感神经节，再由此发出纤维分布到内脏、心血管和腺体。

所以说这是我们间侧脉体系里边最重要的一个关键，像枢纽一样。是后正中、前正中之间的一个关键。交感神经的主要功能大家要知道，因为不知道的话就没法判断这个病人现在是交感神经兴奋还是副交感神经兴奋。

交感神经的主要功能是使瞳孔散大、心跳加快、皮肤内脏血管收缩、冠状动脉扩张，但升高血压、舒张小气管、减弱胃肠蠕动、松弛膀胱壁、减少唾液汗液分泌、收缩立毛肌等这些功能是加强的，这就是交感神经兴奋的时候表现出来的症状。当机体处于紧张状态时，交感神经就起主要的作用。愤怒时瞪着个大眼，实际上是瞳孔在变大。同时伴随有这么多的表现，几乎同时都出现，这是交感神经兴奋。

④副交感神经系统作用与交感神经作用相反。它的纤维不分布于四肢肌肉，而皮肤汗腺竖直肌、肾上腺、甲状腺、子宫等具有副交感神经分布。

大家注意，它除了分布在皮肤，主要是分布在人体的上极和下极，就是上方和下方。副交感神经系统可以保持在安静状态下的生理平衡，交感神经是让我们处于一种兴奋状态，而副交感神经正好是跟它对立的。其作用有三个方面：

第一，副交感神经是促进肠蠕动的。所以副交感神经功能亢进的时候，消化液的分泌是增强的，肠蠕动是活跃的，大便次数也是增多的。

第二，副交感神经使瞳孔缩小，以减少光的刺激；同时能够促进糖原的合成，储蓄能源。

第三，再一个就是使心跳减慢，血压降低，整个处于一个低水平状态；还可使气管出现收缩，节省不必要的消耗，协助生殖功能，生殖器官血管扩张，性器官分泌增加。这就是交感和副交感它们的功能差异。很多男性病人阳痿，其实他就是处于一种高度的紧张状态，也就是交感神经兴奋，所以说这一类病人来了，手脚四肢发凉、手心出汗，因为他的交感神经的功能是亢进的。如果交感神经功能不亢进了，副交感神经占优势的时候，那他的生殖功能就是好的。在正常情况下，这两者是平衡的，当一方起作用时，另一方面就起副作用，很好地控制机体的协调平衡。

【脉息特征】

①电信息、生物分子信息。

②头面部还有生物、物理信息。

③脑脊髓脉信息和外周组织器官信息的交通枢纽。

因为神经嵴脉主要是神经，所以说它的脉息特征主要是电信息和生物分子信息。另外头面部还有生物、物理的信息。脑脊髓脉的信息和外周组织器官的信息，两个都要经过神经嵴脉，这是一个交通枢纽。

【功能特征】

①病变涉及范围广：跨纬脉、跨经脉。

神经嵴脉是从上到下都有，它是跨纬脉的。因为它是上下的，所以它肯定跨纬脉。另外，它还是跨经脉的，因为它是在前正中、后正中之间。所以说它的分布范围比较广泛，还正好在经脉之间，又有跨经脉的特点。

②主要功能是调节非意识身体生理平衡。

主要功能就是调节非意识身体生理平衡，就是意识管不着的通通由神经嵴脉来管，由它自动管，所以这个植物神经又叫自主神经。注意这个"自主"，不是说我们的意识自主，而是说我们的意识不能自主，它要自己管好它自己，不是我们的意识能够管的。

③头面部器官是神经嵴脉部位最浅、功能表现最集中的部位，面部穴位能最直接调节神经嵴脉的功能状态。

所以调节这些病变的时候，我们一般可以取头面部的穴位来治疗。

【动力来源】

它的动力来源是全身各种协调运动，能够使它更加健全。

【病变特征】

①跨纬脉病（上下相邻脏器功能不协调）。

②跨经脉（左右相邻经脉功能不协调）。

③非意识身体平衡异常（交感副交感平衡失调）。

【与中医经脉的相关性】

我们看看它与中医经脉的相关性，一个就是与夹脊穴关系最密切，因为夹脊穴是处在脑脊髓脉最旁边的；另外，与手足三阳诸经及任督二脉的头项部所有的穴位和长强穴，都是相关的。

· 相关病症

（一）跨纬脉病（上下相邻脏器功能不协调）

我们看一下它的病症，第一个是跨纬脉病症，什么叫跨纬脉病症？就是上下相邻脏器功能不协调。比如说我把东西吃到嘴里边了，我得咽下去，这叫协调；如果嘴里边嚼着咽不下去，这就叫不协调。到食管了，贲门不开，到不了胃里边，这叫食管和胃不协调。神经嵴脉主要是来调节这些疾病的。

1. 心身不协调

【病变特征】

全身感觉、知觉、运动、组织器官功能紊乱。

【治疗方法】

颈 2 纬夹脊穴，或翳风。

首先我们看跨纬脉的病症，第一个就是心身不协调，我们的精神意识和整个身体不协调，那它的病变特征是什么呢？就是全身感觉、知觉、运动、组织器官功能整个乱了。

那么治疗的方法呢，我们就选用神经嵴脉最上面的穴位，颈 2 纬的夹脊穴或者是翳风穴。颈 2 纬夹脊穴怎么选？就是你能摸到的第一个棘突，就是第 2 颈椎，就在棘突下边凹陷的旁边就是颈 2 纬的夹脊穴了。要想治疗这种全身都不协调，心身的不协调，就选用这两个穴位，当然你说选风府行不行？可以的。但因为我们讲的是神经嵴脉，我们还是选这上面的穴位。

2. 头颈不协调

【病变特征】

头面各种不适、颈部不适。

【治疗方法】

翳风、天容、颈 2 纬夹脊穴。

头颈不协调，包括头面部和颈部的各种不适。我们在临床上经常见到这类病人，说头痛，脖子也不舒服，甚至脸上也不舒服，眼睛也不舒服，是吧？这类病人实际上就是头颈部的不协调。

头颈部不协调针哪里呢？翳风、天容、颈 2 纬夹脊穴，因为这是连接上下的最关键的穴位。

3. 颈胸不协调

【病变特征】

颈部不适或疼痛，胸部不适（心悸、胸闷、胸痛）。

【治疗方法】

颈 7 纬夹脊穴。

颈胸不协调，这个也很多见，经常有人当成心脏病来治。颈部不适或者疼痛，伴随有胸部的不适，胸部不适主要表现为心慌、胸闷、胸痛，这个在临床上非常常见，叫颈源性胸痛，或者是颈源性心脏病，实际上不是心脏病。

治疗就选颈 7 纬夹脊穴，也可选颈 8 纬的夹脊穴，就是大椎穴两边，选这个地方就可以，上边也可以再加上颈 6 纬夹脊，因为这都是颈胸的连接部位。

4. 口食管不协调

【病变特征】

吞咽不利、涎多。

【治疗方法】

天容。

口食管不协调，就是吞咽不利，口水流得多。尤其是帕金森病经常见到这种情况，流涎，然后吃东西还咽不下去。

这时候可以针天容，协调口和食管之间的联系。

5. 鼻呼吸不协调

【病变特征】

口鼻呼吸不畅、打鼾。

【治疗方法】

翳风、天容。

鼻呼吸不协调，就是鼻子和呼吸不协调。其特征是口鼻呼吸不畅、打鼾。这就说明它整个呼吸系统在口鼻这个水平，出现了不协调。

这时候选的穴位就是翳风和天容。这两个和神经嵴脉是最密切的。

6. 食管胃不协调

【病变特征】

吞咽困难、贲门失弛缓症。

【治疗方法】

胸5、6、7纬夹脊穴。

食管胃不协调，就是食管和胃不协调。常见的症状就是吞咽困难、贲门失弛缓症，这个是可以通过钡餐发现的。

治疗方法就是选胸5、6、7纬的夹脊穴，三个同时针刺就可以了。

7. 胃十二指肠肝胰不协调

【病变特征】

上腹不适胀满疼痛、嗳气、泛酸苦水、呕吐。

【治疗方法】

胸7纬、胸8纬夹脊穴。

胃十二指肠肝胰不协调的特点是什么呢？上腹部不适，胀满疼痛，轻的是不适，重的就是胀满，再严重就会疼痛。另外一个就是嗳气，这是它的一个特征。反酸、吐酸苦水，我们所说的胆汁反流性胃炎，就是胆汁返到胃再吐上来，就是酸苦水，可以有呕吐。这个主要是在十二指肠水平的病变，引起了胃十二指肠肝胰不协调。

这个时候治疗选的穴位就是胸7纬、胸8纬的夹脊穴。

8. 十二指肠空回肠不协调

【病变特征】

十二指肠淤滞、呕吐、上腹胀满。

【治疗方法】

胸8纬、胸9纬夹脊穴。

再就是十二指肠空肠不协调，临床上有一个病叫十二指肠淤滞症，造影可以发现。它的直接临床表现就是呕吐，上腹部胀满是它的主要表现。十二指肠淤滞症是怎么形成的呢？因为十二指肠往下拐弯的地方有一段，肠系膜上动脉正好跨过那儿，如果那个动脉位置下移，它就可以压迫十二指肠，使十二指肠的排空受到影响，消化道食物就通过得不顺畅了。所以就表现出上腹胀满，严重的就要吐，就是十二指肠淤滞症。这个病有人说必须手术治疗，因为是一个器质性病变。其实也不是，因为我遇到的这些病人也不是从小就这样的，这些病人应该怎么做就可以好呢？我觉得还是要问清楚病人的病史，出现十二指肠淤滞症之前，他的体质状况是什么样的，比如他原先是胖的，症状是从瘦了以后才有的，那你就让他再胖点回去，也就是他那根血管位置就随着他的胖瘦可以发生一个变化。如果原来是瘦的，症状是胖了以后才有的，也是让他恢复到以前不吐的那个胖瘦状态就可以了。

我们也可以通过针刺来调节，大家一定要注意不要以为器质性病变就一定需要手术治疗，不一定的。治疗的选穴就是胸8、胸9纬的夹脊穴。

9. 小肠结肠不协调

【病变特征】

腹泻或便秘、腹痛、腹胀。

【治疗方法】

胸10～胸12纬、腰1～腰5纬夹脊穴。

小肠结肠不协调，食物在小肠吸收以后，结肠进一步吸收水分，如果它们不协调了，就会出现要么腹泻、要么便秘的情况，可以伴随腹痛、腹胀。

这时候要选的穴位是胸10～胸12纬以及腰1～腰5纬的夹脊穴，不一定全选，你可以各选一个，下次针刺再换一个就可以。

10. 结肠肛门不协调

【病变特征】

各种大便异常、肛门下坠、痔疮。

【治疗方法】

骶4纬夹脊穴、长强。

结肠肛门不协调，导致各种大便异常、肛门下坠、痔疮。

这时候我们选穴就可以选骶4纬的夹脊穴、长强。骶4纬就是下髎的内侧，那么这个地方肉比较少，可以平刺或者选用长强，这个是按照神经嵴脉的选穴。

11. 心肾不协调

【病变特征】

心悸、胸闷、尿量减少、水肿。

【治疗方法】

翳风、长强或骶骨各夹脊穴。

再一个就是心肾不协调，心肾不协调指的是什么呢？上面有心悸胸闷，下面有尿量减少、水肿，这就是心肾不协调了。

心肾不协调选用穴位就是翳风，长强或者骶骨的每一个夹脊穴，就选用这些穴位，这样就等于是从两头一调，上下能顺畅了，病自然就好了。

12. 肾膀胱不协调

【病变特征】

泌尿系结石、腰痛、排尿异常。

【治疗方法】

腰1～腰5纬夹脊穴、骶1～骶5纬夹脊穴。

13. 胸腹不协调

【病变特征】

胸闷、腹胀。

【治疗方法】

胸6～胸8纬夹脊穴。

胸腹不协调，胸闷又有腹胀，它不协调，这时候就选用胸6～胸8纬的夹脊穴。

14. 腹腔盆腔不协调

【病变特征】

腹部不适，盆腔不适，腰骶会阴不适。

【治疗方法】

胸 12 纬夹脊穴、腰 1 纬夹脊穴。

15. 腰骶不协调

【病变特征】

腰骶不适。

【治疗方法】

腰 5 纬夹脊穴。

（二）跨经脉（左右相邻经脉）功能不协调

1. 背胁不协调

【病变特征】

背痛、胁痛。

【治疗方法】

胸 5 ~ 胸 8 纬夹脊穴。

2. 胸胁不协调

【病变特征】

胸痛、胁痛。

【治疗方法】

胸 5 ~ 胸 8 纬夹脊穴。

3. 腰侧腹不协调

【病变特征】

腰痛、腰腹疼痛。

【治疗方法】

腰 1 ~ 腰 5 相应纬脉上夹脊穴。

这时候选用什么穴位呢？就是腰 1 ~ 腰 5 对应的纬脉上的夹脊穴，那具体就要看疼痛是在上还是在下。

4. 侧腹前腹不协调

【病变特征】

侧腹疼痛、前腹疼痛。

【治疗方法】

胸 8 ～胸 12 纬相应夹脊穴。

还有侧腹、前腹的不协调，就是两边疼，前边也疼。

选用胸 8 ～胸 12 纬的夹脊穴，为什么要选用胸 8 ～胸 12 纬呢？因为腹部最下边是胸 12 纬。

5. 胸背不协调

【病变特征】

胸痛、背痛。

【治疗方法】

胸 1 ～胸 7 纬相应夹脊穴。

6. 腰腹不协调

【病变特征】

腰痛、腹痛。

【治疗方法】

腰 1 ～腰 5 纬相应夹脊穴。

（三）非意识身体平衡异常

交感副交感平衡失调

【病变特征】

全身植物神经功能紊乱。

【治疗方法】

翳风、中枢、长强（或腰俞）。

交感、副交感平衡失调，这都是跨经脉病，是非意识的身体平衡异常，就是交感、副交感全身性植物神经功能紊乱。在临床上一看症状这么多，所有检查都做完了，也没有查到什么大病，好像有点小问题，就是这种情况。

这个问题的治疗从上边选翳风，从中间选中枢，下边选长强或者腰俞。其实我们选中枢的夹脊比较好，下面选长强不方便的时候，可以选腰俞，就是骶骨裂孔的那个部位，这样就把整个经脉上下打通，这个功能紊乱就容易改善。

二、背列脉（背脉 2 列）

【循行路线】

枕骨至骶尾骨的膀胱经路线。

涉及中医膀胱经颈背腰骶部所有穴位。

下边我们再讲间侧脉体系的背列脉，背部为什么叫"列脉"呢，因为它是并列纵行的经脉，共有两列。背部这两列是什么？就是从枕骨至骶骨的膀胱经路线，和膀胱经背部走行路线完全是一致的，涉及膀胱经颈、背、腰、骶部所有的穴位，这就是背列脉。

【发育演变】

大家比较熟悉膀胱经，但我还是想让大家知道，胱经的形成确实有胚胎学基础，它来自哪儿呢？来自轴旁中胚层的体节分化。什么叫轴旁中胚层？就是中轴旁边的中胚层组织形成的。像这种巩节（体节内侧壁和腹侧壁）就是形成骨头的，肌节是形成肌肉的，皮节是形成皮肤的，它们都是一节一节的。

我们看这个具体的图（图 2-28、2-29）。在肢体层面上，形成肌肉的主要就是这两列，它形成了皮神经、轴上肌、背侧支、腹侧支，整体来看它还是很有规律的。这个是已经形成的非常有规律的肌肉，从上到下，一直到骶骨这个部位。注意，我们中医讲的经脉都是在肌肉之间，不是肌肉之上，古人说是"行于分肉之间"，什么是分肉之间？就是肉和肉之间的才是经脉。在人体中确确实实存在纵向两列的这个结构，但是和我们画的膀胱经不完全一样，但基本上可以照着膀胱经来用。

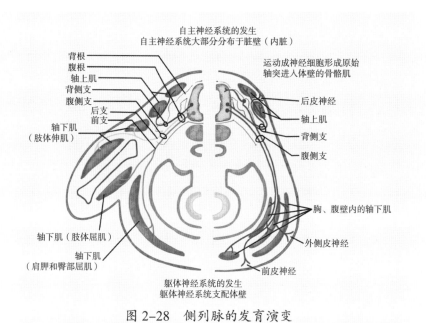

自主神经系统的发生
自主神经系统大部分分布于脏壁（内脏）

背根
腹根
轴上肌
背侧支
腹侧支
后支
前支
轴下肌
（肢体伸肌）

运动成神经细胞形成原始
轴突进入体壁的骨骼肌

后皮神经
轴上肌
背侧支
腹侧支

胸、腹壁内的轴下肌

外侧皮神经

前皮神经

轴下肌（肢体屈肌）
轴下肌
（肩胛和臀部屈肌）

躯体神经系统的发生
躯体神经系统支配体壁

图 2-28 侧列脉的发育演变

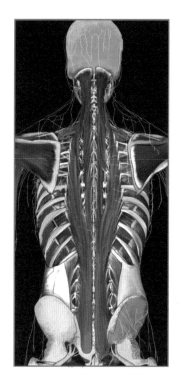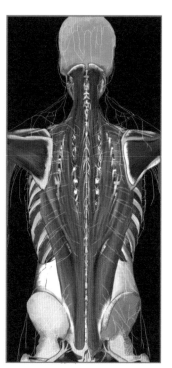

图 2-29 背部纵列肌肉图

【脏器关系】

①与背部的肌肉直接相关。

②通过纬脉影响对应的脏器组织。

所以说在我们膀胱经上，不同层面上都有一个对应的俞穴，肺俞、心俞、肝俞、脾俞、胃俞等它都有。因为整个背列脉几乎也是和内脏全部相关联的，只不过它在纵向上、在这个肌肉上表现是最突出的，就是在不同纬段上把肌肉连起来了，就是经脉。

【功能特征】

背列脉的功能是管理脊背的后伸、呼气以及胸部的左右旋转。如果出现这些功能上的问题，我们就要想到背列脉、膀胱经这儿有问题了。

【动力来源】

①生物能量。

②背部肌肉活动。

它的动力来源，一是生物能量，一是背部肌肉的活动，可以使背列脉得到一个强化。

【脉息特征】

①电信息、生物分子信息。

②生物力学牵拉信息。

【病变特征】

①脊背俯仰异常。

病变特征，一个是脊背的俯仰异常，就是往后仰、往前屈异常。

②呼气无力伴脊柱前倾。

还有一个就是呼气无力，呼气无力伴脊柱前倾。背部肌肉无力的时候，身体就容易往前倾。大家思考一下背部肌肉无力和呼气有什么关系？大家可以体会一下，李少波老师讲六字诀中"吹"这个字，念的时候不发音，当你把呼气呼到最后的时候，你能感觉到最后一点力量是来源于腰部的。实际上就是刚才咱们看到的背部那些肌肉，最后的呼气，最后的一点力量在腰那儿实现的。所以念"吹"的时候，是调肾的。

当我们知道背部的肌肉跟我们呼气是相关的时候，那我们就知道只要是背部肌肉强壮，呼气就能呼得很有力气。如果弱了，呼气也无力。

③胸部旋转无力伴脊柱前倾。

胸部旋转无力，伴随有脊柱的前倾。背部的旋转也是靠这些肌肉，我们反过来看这张图（图2-29）就知道了。你看背部肌肉，都是附着在肋骨的根部的。只要它一收缩，是往下拉肋骨的，但是这个拉力实际上是很费劲的，因为它的力臂比较短。要是附着在近身体两侧这边，它往下拉得就厉害。那你看看，连接腰部的这些肌肉，就附着在这个部位，力臂比较大，所以它呼气就比较有力。离脊柱近的，它就差一点，力量也会差一点，但是所有的肌肉，都是在往后往下拉这个肋骨，就是在呼气。吸气是往起抬的，肋骨是起来的。呼气是往下拉的，但是最终的力量都是来源于腰这里。所以念"吹"，呼到最后的时候你感觉到腰部在用力。所以说我们的前辈们虽然不知道解剖的结构，但确实他们总结出来的规律是可以效仿的。

【与中医经脉的相关性】

这个和膀胱经的躯干段是一致的，和腿上部分不是一致的，腿上是和纬脉相对应的。

· 相关病症

（一）脊背俯仰异常

【病变特征】

不敢直立后仰、弯腰低头。

【治疗方法】

天柱、下髎。

这个相关病症，一个是脊背的俯仰异常，不敢直立、后仰，这么一仰，或者是无力，或者是疼。再一个是不敢弯腰低头，后面受牵拉。这个时候就要选侧列脉，也就是膀胱经上的穴位。治疗方法就是针天柱和下髎。为什么？天柱和下髎正好一个在最上，一个在最下，这样你针刺后运动，无论是低头，还是往后仰，它中间都不受影响。一般来讲，除了任脉、督脉的穴位，其他穴位针扎上去以后病人怎么动，一般针都不容易弯。除此以外，夹脊穴扎上以后是不能做太极操的。一般来讲，如果说你在哪个姿势扎的，就应当在那个姿势保持，即使动也不要动得幅度太大。两边是这样的，膀胱经的也是这样的，扎上去以后，抬头低头，因为动的是中间，这样动是可以的，因为针不会受太大影响。如果针到肌肉上，肌肉运动一收缩，容易把针弄弯，甚至弯的程度还挺大，一伸一屈，位置都不一样，把针弄成"S"形的，就很难拔出来。所以说在肌肉上扎针的时候就不要运动了。如果是在肌肉的两端针刺是可以的，这样可以选用天柱、下髎，因为动的是中间，所以就不会有多大事。

（二）呼气无力伴脊柱前倾

【病变特征】

胸部前倾、呼气无力。

【治疗方法】

肾俞。

再一个是呼气无力伴脊柱前倾，呼气没有力气，还老弯着腰，这种情况选用肾俞，在腰部给病人扎上，使背部的肌肉得到一个强化。

（三）胸部旋转无力伴脊柱前倾

【病变特征】

胸部旋转无力、脊柱前倾。

【治疗方法】

肾俞。

三、侧列脉（侧脉1列）

【循行路线】

腋下至髂嵴之间的区域。

涉及中医的穴位：极泉、渊液、大包、章门、京门、带脉穴。

侧列脉一列，它的循行路线是从腋下到髂嵴之间区域，就是从腋下一直到髂嵴。它涉及的穴位有极泉、渊液、大包、章门、京门、带脉穴。我们在实际针刺治疗的时候，不一定这样选穴，只要是这个区域的就可以。一会儿大家看看它具体有什么特点。

【发育演变】

我们看图2-30，侧列脉主要由轴下肌（图2-30左下角）发育而来。

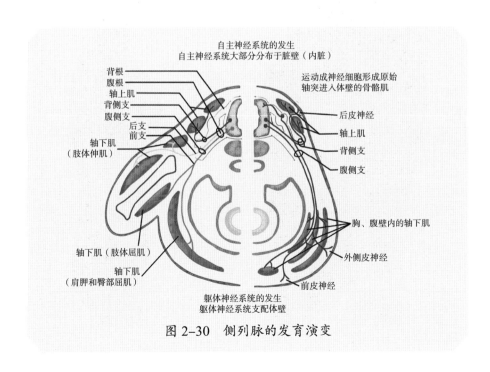

图 2-30　侧列脉的发育演变

我们中医的针灸铜人上面，侧面的线不是一条直线，也是绕来绕去、弯弯曲曲的，也不知道那个到底是对还是不对。但侧列脉是很规律的，如果说要想在这地方能看到一个规律性的联系，就选肌肉粗壮的这个附着点，它相对来讲就是往里面凹陷的，你能摸到骨头最明显的地儿就是这一列。针上这一列，它就对应上相应的纬脉，都会起到很好的作用。纵向也是有规律的。

我们再看图2-31，大家可以看出来，体侧肌肉起止点连起来是很清晰的一条线，所有的肌肉起止点都很清晰，这样连下来就形成一个连续的侧列脉。

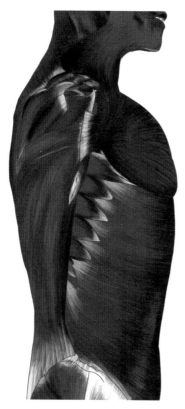
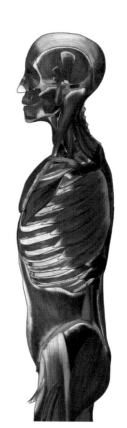

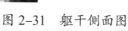

图 2-31　躯干侧面图

【脏器关系】

侧列脉的脏器关系比较简单，和躯干两侧的肌肉骨骼以及它的软组织是相关的。

【脉息特征】

①电信息、生物分子信息。
②生物力学信息：牵拉信息。

【功能特征】

①衔接前后正中脉。
②左右侧身运动。
它与侧身运动有关，因为只有左右侧身运动的时候，才使这一条线的这个功能得到加强。

【动力来源】

①生物能量。
②躯干肌肉活动。

【病变特征】
侧身功能异常。
因为侧列脉是在腹背之间的，所以它的病变特征就是腹部与背部不协调，侧身功能出现异常。

【与中医经脉的相关性】

与中医相关的经脉，有足厥阴肝经、足少阳胆经、足太阴脾经、手少阴心经。

· 相关病症

（一）腹背寒热错杂

【病变特征】

腹热背冷、背热腹冷。

【治疗方法】

选相应纬脉与侧列脉的交汇点。

腹背寒热错杂，腹热背冷或背热腹冷。有的人是这样，前面觉得烫，后面觉得凉，临床时常会见到这样的情况。

治疗的时候，针刺在相应纬脉与侧列脉的交汇点上。比如说病人腹部与背部感觉异常，感觉异常的纬脉与侧列脉交汇点在哪儿，你就针哪儿。那么这个前后异常的感觉就能够得到纠正。这样就把穴位都选到了最少。

（二）侧屈困难

【病变特征】

左侧屈困难、右侧屈困难。

【治疗方法】

选同侧髂嵴上缘高点。

侧屈困难，包括左侧屈困难和右侧屈困难，甚至往两边弯腰都困难。

这种情况下在哪儿扎针呢？注意啊，这个是在髂嵴上缘的高点，就是最高的这个地方。如果往两边侧屈困难，一侧屈就疼，指的是侧屈的时候腹侧部位疼，不是其他地方疼，就针髂嵴最高点，然后来回一动马上就缓解。这些比我们很多传统针刺方法的疗效都要好得多、快得多。

四、腹列脉（腹脉 2 列）

【循行路线】

腹列脉也有两列，都自上而下止于耻骨上缘。

第一列是自上而下经胸部的肋软骨胸骨端、腹直肌中线侧，止于耻骨上方。这个表达大家可能不一定听得懂，肋软骨的胸骨端就是肋软骨靠胸骨的这一侧，腹直肌中线侧就是腹直肌靠任脉的这一侧。这一条线是第一列。

第二列也是自上而下，经肋软骨的远胸骨端，腹直肌的远中线侧，也就是腹直肌靠外边儿这一侧，就是腹直肌的外侧，左右两边各一列，止于耻骨上方。

这两条循行路线大家应该比较清楚。在腹

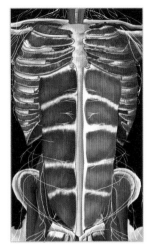

图 2-32　腹直肌

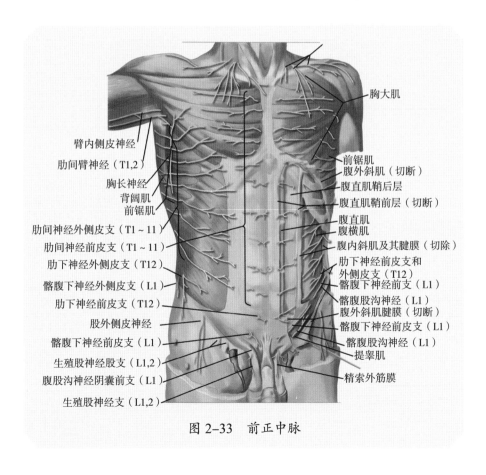

图 2-33　前正中脉

胸大肌
前锯肌
腹外斜肌（切断）
腹直肌鞘后层
腹直肌鞘前层（切断）
腹直肌
腹横肌
腹内斜肌及其腱膜（切除）
肋下神经前皮支和外侧皮支（T12）
髂腹下神经前支（L1）
髂腹股沟神经（L1）
腹外斜肌腱膜（切断）
髂腹下神经前皮支（L1）
髂腹股沟神经（L1）
提睾肌
精索外筋膜

臂内侧皮神经
肋间臂神经（T1,2）
胸长神经
背阔肌
前锯肌
肋间神经外侧皮支（T1～11）
肋间神经前皮支（T1～11）
肋下神经外侧皮支（T12）
髂腹下神经外侧皮支（L1）
肋下神经前皮支（T12）
股外侧皮神经
髂腹下神经前皮支（L1）
生殖股神经股支（L1,2）
腹股沟神经阴囊前支（L1）
生殖股神经股支（L1,2）

上篇　慈方经脉理论与应用·第二章　慈方医学经脉理论及临床应用

109

直肌的内侧，它是一个神经末梢分布的区域，再一个就是在腹直肌外侧，共两条，这两条是中医的哪两条经脉？其实就是一个肾经，一个胃经，是近似的路线，这个可以看得很清楚。旁开正中 0.5 寸就是腹直肌的近中侧缘，上边是肋软骨近胸骨段，连下来是第一列，远胸骨端连下来是第二列，都是到耻骨联合，到耻骨上缘。因此它们近似于足少阴肾经和足阳明胃经的部位。所以说古人画的这些经络线还是蛮有意思的。

【脏器关系】

腹列脉跟脏器的关系如何呢？它与胸部第 1 ~ 6 肋软骨、腹直肌关系最密切。其实跟它相关联的脏器还有很多，因为每一条经脉都和所有的纬脉发生联系的。

【脉息特征】

①电信息、生物分子信息。
②生物力学信息（牵拉信息）。

脉息特征也是电信息、生物分子信息和生物力学信息（主要就是牵拉信息），因为这个腹直肌主要是跟运动有关。

【功能特征】

它的功能特征就是俯屈躯干。因为我们之所以能弯腰是因为我们的腹直肌能收缩。

【动力来源】

①生物能量。
②腹部肌肉活动。

【病变特征】

病变特征，就是仰卧起坐没有力，腰部过伸。你们可以见到有些小孩儿腰往前挺着，其实是他腹肌无力，腹直肌要是有力，一收缩人就直了。

【与中医经脉的相关性】

与中医经脉的相关性，主要是与肾经和胃经走行是类似的。

· 相关病症

（一）胸部肋软骨疼痛

【病变特征】

胸部肋软骨疼痛。

【治疗方法】

横骨穴（曲骨旁开 0.5 寸）+ 深呼吸 + 咳嗽。

胸部肋软骨的疼痛在临床上是很常见的，经常有医生给病人诊断为肋间神经痛。其实不是，这个肋软骨疼痛有什么特点？它就在肋软骨的区域，按上去就疼，而且往往是持续的，按上去加重。

它治疗的方法有这几种方法：针刺横骨穴，就是在曲骨旁开 0.5 寸上，加上深呼吸和咳嗽。注意，一共有三步，每步都需要，扎上去以后让病人做深呼吸，然后再咳嗽。如果是这儿的功能失调引起的，而不是炎症，病人基本上可以很迅速地就好了。如果是炎症，是肋软骨炎，那就不可能一次就好了，就需要多针几次。如果是肋软骨炎，告诉大家一个方子很好用，就是阳和汤。这个阳和汤本来是治阴疽疮痛的，但是治疗肋软骨炎也很好，因为肋软骨炎肿起来也相当于阴疽，它不化脓不发热，局部不红，跟阴疽很相似，所以用上去以后疗效非常显著。

（二）腹直肌运动异常

【病变特征】

腹直肌疼痛、无力。

【治疗方法】

横骨穴（曲骨旁开 0.5 寸）+ 气冲（曲骨旁开 2 寸）+ 俯仰运动。

腹直肌运动的异常，主要就是腹直肌的疼痛或者无力导致的。它的治疗方法也是选用横骨，加上气冲，就是在曲骨旁开 2 寸，再加上俯仰运动。这也是穴位合起来再加上运动的方法，就能够调节这个疼痛和无力。

五、生殖脉

我们再讲一个生殖脉，就是只与人的生殖功能有关的。

【循行路线】

生殖脉：从小肠壁开始经过膈下肠背系膜后外侧下行，男性的循行路线是睾丸悬韧带→睾丸引带→阴囊→睾丸→附睾→输精管→前列腺→尿道；女性的循行路线一条是卵巢悬韧带→卵巢→输卵管→子宫→阴道，另一条路线是卵巢悬韧带→卵巢→子宫圆韧带→大阴唇。

大家注意，生殖脉是从小肠壁开始的。一般来说很难想到生殖跟小肠有什么关系，但其实它们就是有关系。

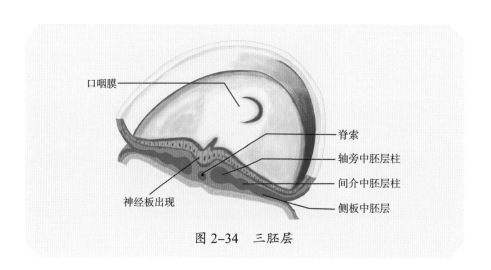

图 2-34　三胚层

【发育演变】

生殖脉它来源于间介中胚层。

什么是间介中胚层？我们看一看，上面这个图 2-34 我们见了好几次了。图中标示有轴旁中胚层，也就是在正中轴的旁边，再往旁边是间介中胚层，那么再往外，是侧板中胚层，它是在两者之间，所以说叫间介中胚层，我们大概知道它是来源于这儿。

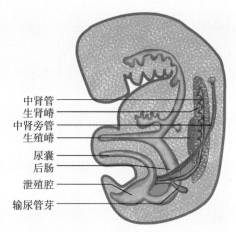

图 2-35　生殖系统的原基 1

间介中胚层分成两块儿，一块儿形成了泌尿系统，一块儿形成了生殖系统。生殖嵴是更靠中间的，它跟肠背系膜脉是紧邻的，它的这个生殖细胞是从小肠迁移过来的。

我们再往下看，绿色的就是生殖嵴，是要形成生殖上皮的，旁边就是生肾索，这边是变成肾脏。生殖细胞原始的部位是在小肠，然后从小肠迁移到生殖嵴。所以说，我们健脾可以助孕，为什么？因为生殖细胞的老家本来就在小肠，只不过是到生殖嵴到这个地方来安家而已，到间介中胚层这里来安家。

中肾管形成了后来生殖系统的一部分。生殖嵴变成了生殖系统的性腺，性腺在男性就是睾丸，在女性就是卵巢。这些都在腰部，虽然说成年人的睾丸是在体外阴囊里边，实际上它们原来都在腰部。为什么睾丸炎的病人腰疼腰坠，因为睾丸的老家在腰那儿，所以说一有病就会腰难受。图 2-36 上的这个中肾旁管将来是变成输卵管的，中肾管将来是变成输精管的。

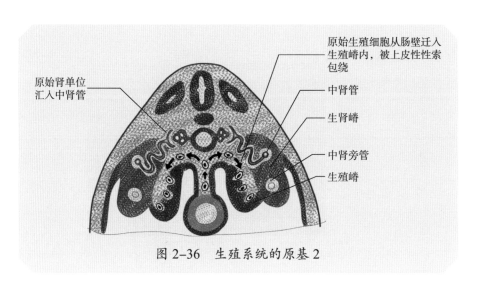

图 2-36 生殖系统的原基 2

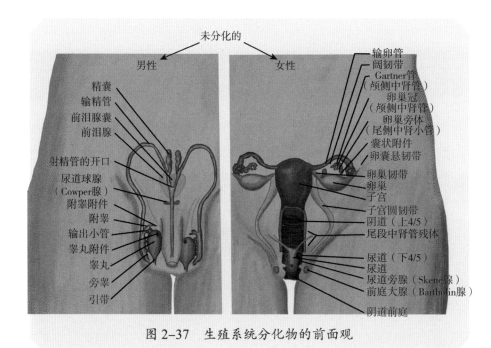

图 2-37 生殖系统分化物的前面观

　　我们再往下看，左边这个是男性，本来睾丸在上面，然后它逐渐就下来了，下到阴囊里边来了，怎么下来？有一个睾丸引带，这个睾丸引带实际上是附着在阴囊壁上的。因有这么一个迁移的过程，所以说中医把睾丸叫什么呢？叫"外肾"，实际上它是来源于腰部的，所以说叫外肾，然后从这儿到前列腺，到尿道。女性的卵巢本来也是在上面，但是往下挪没有挪到阴唇这个地方来，有韧带固定。卵巢的卵子通过输卵管到子宫来，卵巢通过卵巢韧带和子宫圆韧带，最后附着在大阴唇。所以说要想调节子宫脱垂或者卵巢功能的紊乱，可以在大阴唇这个部位艾灸，针刺也是可以的。所以说要知道这些器官组织真正走向的时候，你就知道从哪儿选穴了。

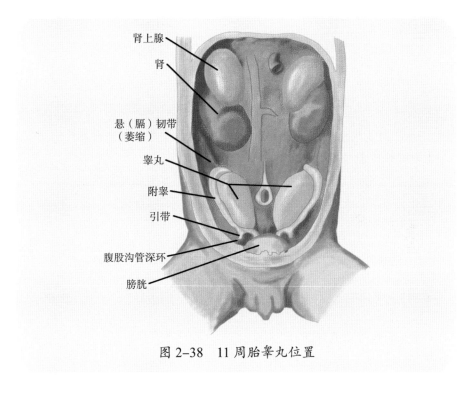

图 2-38　11 周胎睾丸位置

上面这个图（图 2-38）是小孩，这个睾丸还没有下来，还在腹腔里面，长大了以后就下到阴囊里面。

【脏器关系】

生殖脉与生殖系统和泌尿系统有关，主要是跟生殖系统有关。

【脉息特征】

它的信息也主要是电信息和生物信息。

【功能特征】

它的功能特征，主要是生殖功能和性功能。

【动力来源】

①生物能量。

②全身组织器官活动。

③性心理。

动力来源就是生物能量和全身组织器官的活动。再一个是性心理，就是人一定是有了性心理活动以后，它的生殖系统才能够发育得更好。

【病变特征】

病变特征就两个，一个是性功能异常，一个是生殖功能异常。

【与中医经脉的相关性】

与中医经脉相关的，就是足厥阴肝经、足少阴肾经、足太阳膀胱经。

【相关疾病】

（一）男性性功能异常

1. 阳痿、早泄

【病变特征】

阴茎举而不坚、早泄。

【治疗方法】

针刺或艾灸阴茎根部两侧。

2. 遗精

【病变特征】

梦遗、滑精。

【治疗方法】

针刺或艾灸阴茎根部两侧或中极、关元等。

大家注意，遇到这两类病，不要只选阴茎根部这个部位，中极、关元也是可以选的。因为阴茎本身就在前正中脉上，所以有好多可选的穴位。

（二）女性性功能异常

1. 性冷淡

【病变特征】

性欲减退、无性欲。

【治疗方法】

治疗部位：大阴唇 + 神阙。

女性性冷淡，就是性欲减退或者无性欲。这个可以用大阴唇和神阙，用艾灸的方法就是可以的。

2. 阴道干涩

【病变特征】

阴道干涩、同房疼痛。

【治疗方法】

治疗部位：大阴唇 + 神阙。

还有一个是阴道干涩，性交疼痛，这个也可以选大阴唇和神阙，可以用艾灸。

3. 卵巢功能早衰

【病变特征】

性欲减退、无性欲、月经稀少、闭经。

【治疗方法】

治疗部位：大阴唇 + 神阙。

再一个就是卵巢功能的早衰，表现为性欲减退、月经稀少甚至闭经，治疗同上。

（三）男性不育

【病变特征】

精液检验异常、不育。

【治疗方法】

治疗部位：阴茎两侧 + 神阙。

男性不育，就是精液检查是异常的，不育。选用的穴位也是阴茎两侧和神阙，为什么选神阙？这会儿知道了吧，因为神阙直通小肠，而小肠是生殖细胞的老家，是它的来源，所以说，通过调节神阙，就可以调节生殖细胞。

（四）不孕

【病变特征】

不孕、月经失调。

【治疗方法】

治疗部位：大阴唇 + 神阙。

不孕也是这样，治疗方法同上。

六、尿泌排脉

下面我们再讲间侧脉体系里面的尿泌排脉，这一块儿为什么我们要单独列出来？它是一段脉，而不是全部，但是很有意思。

【循行路线】

①后方从盆腔腹背系带后外侧上升至腹后壁，经肾、输尿管，下行至膀胱。

②前方自脐部至膀胱，（男性经前列腺）终止于尿道口。

我们的肾脏，其实在早期的时候没这么高，是后来才跑到这个腰上边，在胸 11、12 这个高度。它最早只是在盆腔里面，然后挪上去的。从盆腔腹背系带的后外侧上升到腹后壁，经肾、输尿管再下行到膀胱，这就是它后方的走向。

前方还有一条线，自脐部至膀胱，就是从肚脐连到膀胱，这是在胚胎早期就已经有的。男性是经前列腺，终止于尿道口。

【发育演变】

来源于间介中胚层。

图 2-40 中可以找到肾小球，肾小球旁边有一个中肾小管，这就是往外排尿的。大家注意看生肾嵴，里边就形成了最早的细管——中肾管。

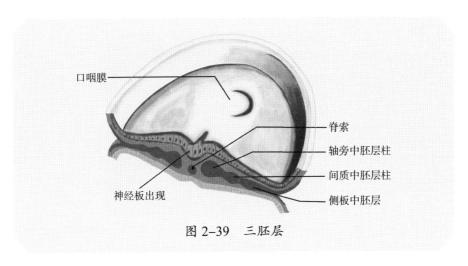

图 2-39　三胚层

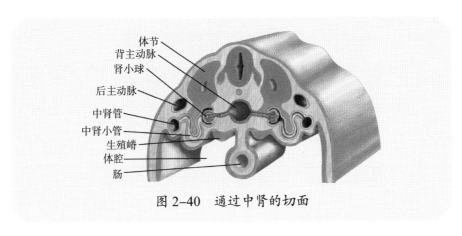

图 2-40　通过中肾的切面

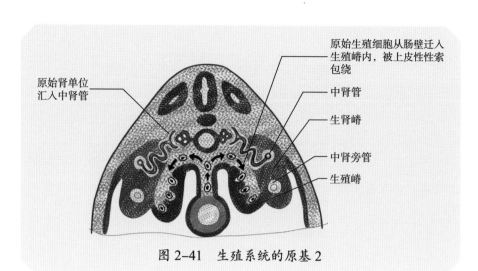

图 2-41　生殖系统的原基 2

原始肾单位汇入中肾管

原始生殖细胞从肠壁迁入生殖嵴内，被上皮性性索包绕

中肾管

生肾嵴

中肾旁管

生殖嵴

这里我要多说两句，我们肾脏其实是从腰骶部来的。

在膀胱旁边有一个输尿管芽，肾就是从这里长出来的。还有就是中肾，这个中肾最后没有了，也就是退化了。实际上我们人在胚胎早期的时候，从上边开始有前肾、中肾，只不过在发育过程中慢慢地退化掉了，只剩下一个后肾。我们中医里面讲"三焦主水道"，因为前中后三个肾只剩下现在这个后肾，所以它担负了所有的功能。所以说如果不懂胚胎学，中

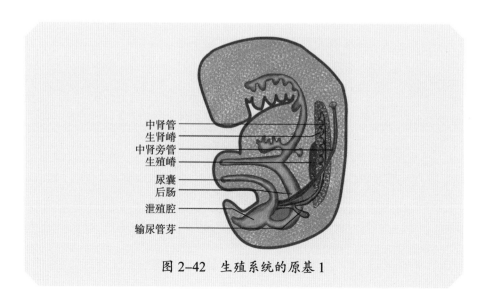

中肾管
生肾嵴
中肾旁管
生殖嵴
尿囊
后肠
泄殖腔
输尿管芽

图 2-42　生殖系统的原基 1

医讲的这些你可能不觉得有意义。古人也不懂，但是他们的确已发现了上中下三焦全部和肾有关，和水液代谢有关。我们现在讲的这个肾，就是指后肾，最后这一个肾。你看这上面都是肾，输尿管芽长出的是后肾，在骶部，然后往上挪，就到了腰部。

【脏器关系】

尿泌排脉主要跟生殖系统和泌尿系统有关。

【脉息特征】

尿泌排脉的脉息特征也是生物信息、电信息。

【功能特征】

尿泌排脉的功能特征就是泌尿和排尿。

泌尿就是产生尿，排尿就是把尿排出来，这就是整个尿泌排脉的功能。

【动力来源】

①生物能量。
②全身组织器官的活动。

它的动力来源也是生物能量和全身组织器官的活动，因为全身任何一个组织器官代谢的东西都要经过它来排泄，所以说和它都有关系。

【病变特征】

它的病变特征也是两个，一个是泌尿异常；一个是排尿异常。

【与中医经脉的相关性】

相关的中医经脉是肝经、肾经、膀胱经。

• 相关病症

（一）泌尿异常

1. 代谢废物滞留

【病变特征】

血液中代谢废物升高（尿素氮、肌酐、尿酸等）。

【治疗方法】

八髎穴。

代谢废物的潴留，就是我们现在讲的肾功能不全，主要靠化验明确。

治疗选用的穴位，我们就选八髎穴，因为八髎穴与后肾在同一个纬度上，所以说我们要从这里选穴。

2. 营养物质丢失

【病变特征】

尿糖、尿蛋白升高。

【治疗方法】

八髎穴。

再一个就是营养物质的丢失，由于肾小管的疾病导致尿糖增高；或者是由于肾小球的问题，导致蛋白的渗漏，这时候都可以选用八髎穴。

3. 尿量增多

【病变特征】

口渴多饮、肾源性尿量增多。

【治疗方法】

八髎穴。

4. 尿量减少

【病变特征】

尿量减少、水肿。

【治疗方法】

八髎穴。

（二）排尿异常

1. 尿潴留

【病变特征】

膀胱充盈，排尿困难。

【治疗方法】

针刺八髎。

我们前面讲过，用中极、关元也是有效的，因为尿泌排脉前面还有一个脐尿管，是从脐到膀胱的，针刺那里也是可以的。

2. 尿失禁

【病变特征】

小便失禁。

【治疗方法】

曲骨下、会阴。

3. 尿路结石

【病变特征】

肾结石、输尿管结石、膀胱结石。

【治疗方法】

八髎穴。

尿路结石也是选八髎穴，无论外敷、针刺还是用艾灸都是可以的，根据具体辨证来选用。

4. 前列腺肥大

【病变特征】

前列腺肥大、排尿不畅。

【治疗方法】

会阴穴 + 八髎穴。

七、胸膜腹膜脉

胸膜腹膜脉，其实它不是一个很细的脉，是整个胸膜腔和腹膜腔，也就是我们讲的三焦。但是我觉得还是可以叫成一个脉，因为它是连贯的，所以说还是把它叫成脉，即胸膜腹膜脉。

【循行路线】

它的循行路线就是胸膜腔、膈肌、腹膜腔，就这么简单。

【发育演变】

胸膜腹膜脉来源于侧板中胚层，侧板的体壁中胚层，在腹部就形成了腹膜腔，胸部就形成了胸膜腔。

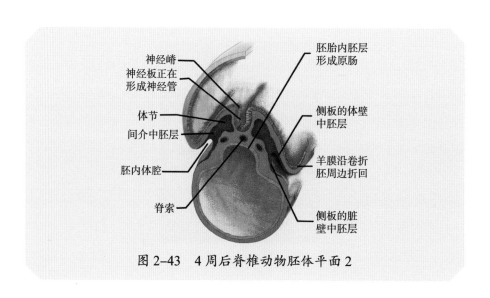

图 2-43　4 周后脊椎动物胚体平面 2

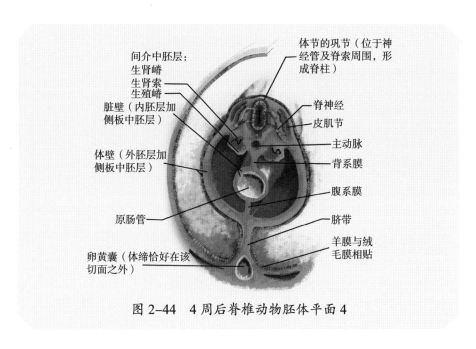

间介中胚层：
生肾嵴
生肾索
生殖嵴

脏壁（内胚层加
侧板中胚层）

体壁（外胚层加
侧板中胚层）

原肠管

卵黄囊（体缔恰好在该
切面之外）

体节的巩节（位于神
经管及脊索周围，形
成脊柱）

脊神经

皮肌节

主动脉

背系膜

腹系膜

脐带

羊膜与绒
毛膜相贴

图 2-44　4 周后脊椎动物胚体平面 4

【脏器关系】

胸膜腹膜脉跟所有的胸腹腔内的脏器相关联。

大家不要觉得胸膜腹膜脉没什么用，其实如果它有了病，胸膜有了病
胸腔有了积液，呼吸都困难；如果腹腔有了积液，那胃肠道的功能都会受
影响。所以说它是一个非常重要的器官或者经脉。

【脉息特征】

①生物分子信息。
②器官运动信息。

【功能特征】

它的功能特征就是保持这些相关脏器的空间运动。另外它里面实际上
每天有大量的液体代谢，从腹壁和壁层胸腹膜分泌，然后从脏层胸膜和腹
膜吸收回去，所以说每天有大量液体从里面通过的。我们很多人并不知

道，以为就是一个囊，只是在那儿起个润滑作用就行，并不是这样的。

【动力来源】

①生物能量。

②呼吸、消化道蠕动、膀胱排空。

【病变特征】

①常见积气、积液、粘连。

②胸腹腔脏器活动余地不足。

如果腹膜腔出现积气、积液或者粘连，胸腔、腹膜腔活动余地就不足。因为胸腔有了这些病变以后，胸腔的活动余地小了，肺活量就小了。腹腔里面的液体多了，余地不足，肠蠕动就受影响了。

【与中医经脉的相关性】

胸膜腹膜脉是真正与三焦相关的。

· 相关病症

（一）积气

【病变特征】

气胸多见，气腹少有。

【治疗方法】

胸部疼痛敏感点艾灸。

常见的病症有积气，也就是气胸，而气腹少有。人为的气腹作为一种医疗手段，有时候会因为一些特殊原因给腹腔打气，但这也很少用了。气胸比较多见，再一个就是肠道穿孔以后可以有腹腔里边的积气。

治疗点是没有确切定位的，但胸部疼痛敏感点却是很明确的。在胸腔有了疾病以后，在胸部找疼痛最敏感的部位，然后给他艾灸，这样就能够促进它积气、积液的吸收。很多人一看胸腔积气了、气胸了，就要手术，不一定的，有的完全可以不手术。要看病情轻重，一般情况下不需要手术，就可以痊愈。

（二）积液

【病变特征】

胸腔积液、腹腔积液、盆腔积液。

【治疗方法】

胸腹部疼痛敏感部位艾灸。

（三）粘连

【病变特征】

胸膜粘连、腹膜粘连、盆腔粘连。

【治疗方法】

胸腹部疼痛敏感部位艾灸。

粘连是比较难弄的，一旦粘连形成就不容易好了。但是如果手术或者有病以后要防止粘连，那你就要早点找到敏感点，一个是艾灸，一个是一定要让病人增加活动。预防胸部粘连一定要做深呼吸，预防腹部粘连一定要活动，如果不敢动，就很容易形成粘连。

八、总动脉

【循行路线】

它的循行路线，从左心室出口开始，一直经主动脉根部、主动脉弓、胸主动脉、腹主动脉，到左右髂总动脉分叉处。总动脉上面根于头极的心脏，下面至于尾极的长强，基本上就是从上到下。

【发育演变】

总动脉是来源于中胚层的，我们大家想到腹主动脉就会觉得只有一根，是不是？但是实际上它早期都是两根，都是成对儿的，后来变成了一根。左背主动脉和右背主动脉，一共是两根主动脉，最后发育成了一根。

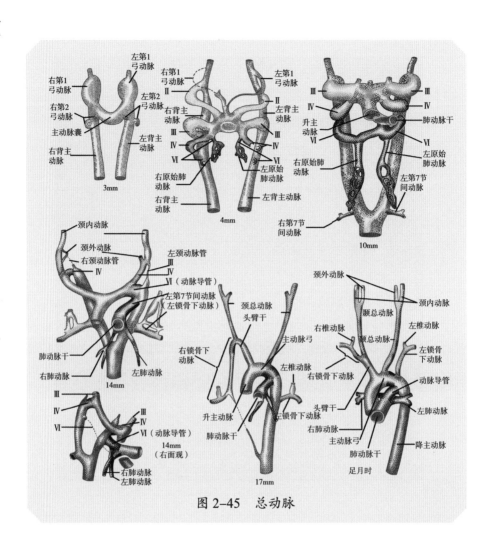

图 2-45　总动脉

中间胚胎发育过程中的演化，就跟演电影似的，很短的时间内就变成了这样。但是我们知道虽然后来是一根儿，但本质上还是两根儿。我们人体内不可能见到就单独一个的器官，它们往往最早是两个器官，只是最后胚胎发育变成了看似是一个，心脏也是这样的。

【脏器关系】

总动脉跟脏器的关系，就是给全身所有脏器提供富氧、富营养的、富生物分子信息的血液。

【脉息特征】

①电信息、生物分子信息。
②生物的力学信息，主要是脉动（血脉搏动）和压力的信息。

【功能特征】

它的功能特征主要表现在脉动、脉压和血流上。

【动力来源】

①生物能量。
②心脏脉动转换。
③心脏压力转换。
总动脉的动力来源是生物能量、心脏脉动的转换和心脏压力的转换，这几个就是总动脉的能量来源。

【病变特征】
①脉动异常。
②脉压异常。
③血流异常。

【与中医经脉的相关性】

中医有没有动脉？其实中医也有动脉。中医讲"十二经皆有动脉"，所以说中医也有动脉。真正的总动脉和全身动脉相连，也就是和中医的动脉是最接近的。

（一）脉动脉压异常
【病变特征】
总动脉僵硬、收缩压升高。

【治疗方法】

百会穴、会阴穴。

它相关的病症，一个是脉压异常，可见到主动脉的硬化症。整个主动脉硬化以后，往往表现出来的特点是收缩压高，你看到上年纪的人主动脉硬化、钙化，这种病人血压的特点就是脉压差特别大。

治疗方法呢我们一般来讲很少去用，实际上预防的时候可以用，就是选百会和会阴，一个是头极，一个是尾极。因为动脉是贯穿人体上下的，两极之间正常的时候，其他的也容易趋于正常。这个只能作为保健方法，如果动脉已经钙化了，这样做也不会起太大的作用。

（二）血流异常

【病变特征】

主动脉夹层。

【治疗方法】

无。

主动脉夹层，这个就只能手术了，主动脉瘤，这不是用药可以治的。

九、总静脉

【循行路线】

尾端是从左右髂总静脉汇合，经下腔静脉到右心房；头端是从左右头臂静脉汇合，经上腔静脉到右心房，头尾两端就在右心房汇合。

【发育演变】

总静脉是由双侧对称的右前主静脉与左前主静脉融会成上腔静脉，加上右后主静脉与左后主静脉融会成的下腔静脉，在右心房汇合而成。

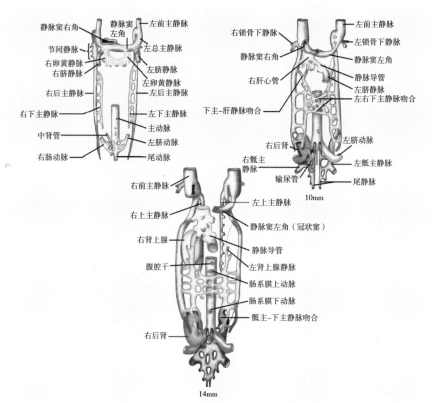

图 2-46　主静脉系统的早期发生

【脏器关系】

使贫氧、贫营养以及富代谢产物和富生物分子信息的血液流回心脏。

【脉息特征】

①电信息、生物分子信息。

②脉动信息。

③脉压信息。

④血流信息。

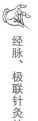
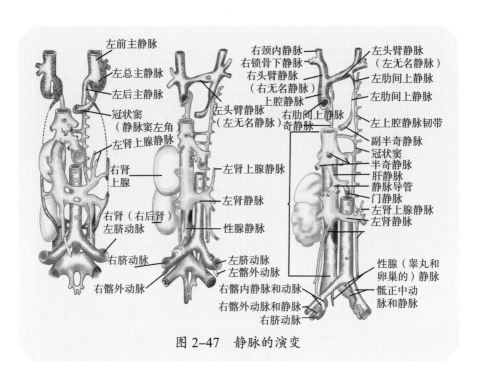

图 2-47　静脉的演变

【功能特征】

①脉动微弱。

②脉压低。

③血流回流。

【动力来源】

①生物能量。

②心脏负压。

③血管压力。

【病变特征】

血液回流异常。

【与中医经脉的相关性】

与中医的相关性主要是络脉，这个在《黄帝内经》里面讲过，凡是在体表可以看到的皆是络脉，其实也就是静脉。

· 相关病症

血液回流异常

【病变特征】

静脉血栓、静脉炎、静脉淤血。

【治疗方法】

药物 + 手术。

血液回流异常的时候，可以见到静脉血栓和静脉炎。病变特征就是静脉血栓、静脉炎、静脉淤血和静脉曲张，治疗方法有药物和手术。有人说可以用火针，但是大的静脉你够不着，体表的静脉曲张是可以的。关于这一部分我们之后还会系统讲解。

间侧脉我们就讲完了。

下篇
慈方极联理论与应用

第三章

稳定万物的极联规律：负阴抱阳

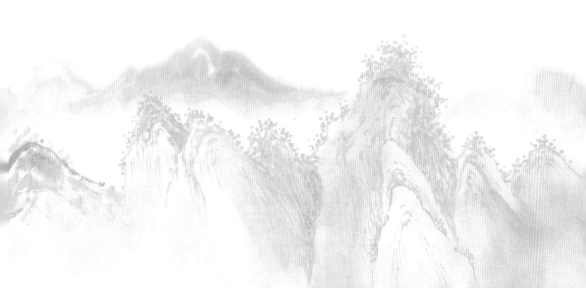

第一节　极联

　　什么是极联理论？为什么提出一个极联理论？因为我们在学针灸的时候，可能好多朋友都参加过耳针、腹针、口针、舌针、鼻针等各种针法的学习，但是学完了又觉得这些东西之间毫无联系，好像是任何一个地方都能治其他地方的病，所以就有了一个"全息思想"。

　　我们针灸经常会"上病下取""左病右取"。为什么"上病下取"？有道理吗？有什么道理？可以有很多解释。"极联现象"到处存在。我们的左右就是左极、右极，头尾是上极、下极，两极之间一定是相关联的，为什么？人体最开始本来只是一个细胞，然后发育形成了一堆细胞，这些细胞为什么往上就变成头，往下就变成尾呢？说明它一开始就有极性。一个细胞的时候就有极性，比如鸡蛋总不能两头一样大吧？它一定是在一开始还是一个细胞的时候，就决定了它将来发展的方向，这边长出去就是长脑袋的，那边长出去就是长尾巴的，实际上它的极性早已经定了。我们现在要把它的极性找回来，就是说它们原来是一个受精卵，然后又不断地分裂，最后我们把已分化的组织找回来，这些组织原来相近相邻的都在哪儿？要把这些规律找出来。整个身体都是由一个细胞变来的，牵一发而动全身，其实真是这样的，所以动哪个细胞都会影响其他的细胞。

　　所以说有的时候说这个"全息理论"挺好，但是那确实只是一个理论，具体到形态上有没有规律？也是有的，我们今天呢就是要把这个规律找回来，这样大家在选穴的时候就比较方便。比如说冬天冷，不便于脱衣服，那我们给病人从方便之处选一个穴位就解决了，总而言之我们要学这么多就是为了临床使用的方便。

　　稳定万物的极联规律就是"负阴抱阳律"。天地万物，它要想独立存在，就必须遵循"负阴抱阳"，什么叫"负阴抱阳"呢？就是阴在外，阳在里，这叫负阴抱阳。我们前面讲经脉理论的时候讲风府、风池，那就是我们人体上的赤道，它必须是在中间，不能在百会，也不能在长强，否则就违背了"负阴抱阳"的规律了。

拿地球来举例，地心的岩浆一定是最热的，里面是熔岩。地表一定是硬的，一定是温度低的。如果反过来，岩浆在外面，那这个地球肯定也就不存在了，也就没有生命了，对吧？所以，所有的东西只要想独立存在，就必须阳在里面，阴在外面，形成这么一个格局，它才能够存在。这就是"负阴抱阳"律。这个是从哪儿来的呢？是老子《道德经》里面讲的，所以说我们的祖先真的是非常有智慧、非常聪明的。

下面我们先谈一下"极联"是什么意思，其全称就是"等极性关联"。"极联"是自身平衡的需求。也就是说我要想站得稳，那我胳膊就要伸得长，太短就不稳了，对不对？而且必须伸成一样长，才是稳的，所以说这个极性，一定是要相等的。就像我们一个数轴，中间是零的话，一边是 -1，另一边是 $+1$；一边是 -2，另一边是 $+2$。中间有一个支点的话，两边必须相等，才能平衡。人要保持自己的稳定性，其实就是要保持自己

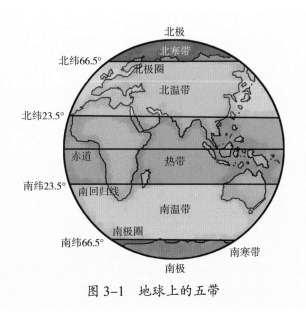

图 3-1　地球上的五带

的平衡。我们就要研究每一个相关联的极联，这两个是对称的，我们就要找这个规律。人体上有没有这个规律呢？也是有的，就像这个地球。有南极和北极，还有赤道。南北极一定是相关联的，不能说光有北半球，而没南半球，这是不可能的。这就是事物之间必须有极联，才能够稳定。

第二节　极偶

什么叫"极偶"？我们学物理的时候学过电偶。由两个电量相等，距离很近的正负电荷形成的一个总体，这就是个电偶。地球南极、北极，它形成了一个极偶。人体头尾、左右、前后均形成极偶。我们把这个对立统一体就叫"极偶"。

这个概念比较容易理解，我们就不用赘述。

第三节　负阴抱阳律

下面那就谈"负阴抱阳律"。阴阳，其实是一个哲学的概念、思想，你摸不着阴，也摸不着阳。所以，我们中医是通过现象来把握本质的。

1. 阴阳应象

《黄帝内经·素问》里面有一篇文章叫《阴阳应象大论》，就讲了如果要去把握阴阳，是通过象来把握，为什么能通过象把握？因为阴阳是应象的，是和象相对应的，所以说才能把握。"阴阳应象"就是这个意思。阴，应的象是什么呢？就是寒，就是温度低。阳，应的象是什么呢？就是热，就是温度高。这是从寒热上来讲，这属于阴阳的一对范畴。从有光和无光来讲，有光就是阳，无光就对应阴。

2. 非生物的稳定性因"负阴抱阳"而加强

非生物的稳定性因负阴抱阳而加强。什么意思呢？你看，地球是非生物的，它也必须是负阴抱阳的，才能够很稳定地存在。所有燃烧的物体，都是负阳抱阴。你看煤块，烧着了是从外面开始燃烧，里面是阴，外面是阳，这个一定是要走向灭亡的，阳露在外面是一定要灭亡的，所以说那个煤肯定就烧完了。但是，阳在里面，就不容易灭亡，就容易稳定，因此非生物的这些万物也都遵循负阴抱阳这个规律。

3. 生物体是"负阴抱阳"状态

大家学过生理学就知道，动物的体温越往里温度越高，越往体表温度越低。反过来就不行了，所以说生物也是这样"负阴抱阳"。老子总结出了"万物负阴而抱阳"，只有这样，才能够形成万物。知道了这个规律，我们也就应该理解为什么把枕下的风池穴和风府穴的连线叫成"赤道"了。

第四章

人体极联

第一节　人有三轴

一、上下中轴——天枢

我们落实到人体的极联上来，需要先讲的第一个就是人有三轴，人体有三个轴心。

这里面涉及上下的枢纽，上下的中轴是什么呢？就是人体躯干的上部和下部的中轴，中轴在哪儿呢？在天枢穴的位置，是跟肚脐相平的位置，后背对的是中枢穴这个部位。

什么叫天枢？天枢本来是一个天文学的名词，是用来描述星象、给星星命名的。北斗七星的第一颗星星叫天枢，第二颗星星叫天璇，第三颗叫天玑，天权、玉衡、开阳、摇光是其余几个星星的命名。

大家知道北斗七星中哪些是相对不动的，哪些是一直在动的？这几颗星星中，相对不动的就是天枢，因为它是围绕着北极星转的。勺子把指东是春天，指南是夏天，指西秋天，指北就是冬天。只有天枢是一直不转的，所以这叫"枢"，就是枢纽，就像我们开门一样，门都在动，但是只

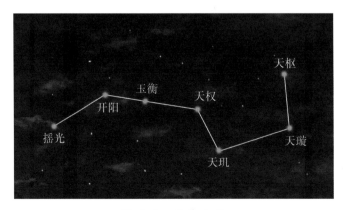

图 4-1　北斗七星

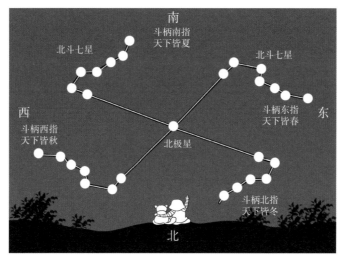

图 4-2　北斗七星四季方位

有"合叶"没动地方。

　　这个就是整个北斗七星旋转跟一年四季的关系。那我们人体的"天枢"在哪儿？就在天枢穴，那就是说我们人体怎么变换都以这两个为枢纽。所以说天枢穴能治的病很多，只要作用于这儿就相当于把其他部位都给调节了，这就是天枢穴特别的地方。古人命名都是蛮有意思的，肚脐背部对应的是哪个穴位呢？是中枢穴，你说古人发现这个躯干的正中间就是中枢，前面对的就是肚脐，肚脐旁边就是天枢，所以说古人发现这些东西真的是不得了。好，人体上下的枢纽我们就找到了，后面是中枢，前面是天枢。

二、左右中轴——大脑与脊髓

　　人体左右的中轴是什么呢，就是大脑与脊髓，刚才咱们讲的脑脊髓脉，那就是正中。

1. 后中轴主开，阳气盛

　　后中轴主开，阳气盛，是我们说的阳气最集中的地方。而且阳气最集中的就是风府、风池这个地方，所以说一有病，就经常要扎这儿。再一个

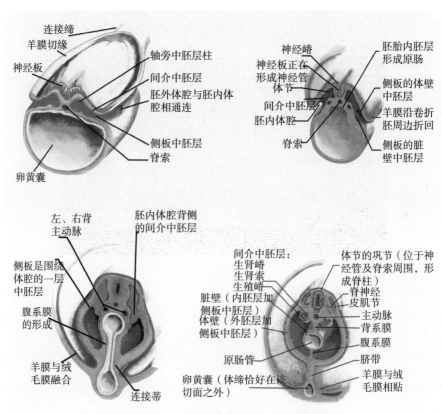

图 4-3　4 周后脊椎动物胚体平面

你看起这个穴位的名字很有意思——风府，风就是从这儿产生的。所以说想要息风，针风府；想要治狂躁，针风府；想让它生风，也可以针风府……这就像赤道一样，赤道是生风的地方，所以说不知道古人怎么就起了"风府"这个名字，总之古人这个发现太伟大了！

　　2. 前中轴主合，阴气盛

　　前中轴就是前正中脉，就是任脉。督脉是阳气往外散，是主阳的。任脉是阴气往里合，是主阴的，所以说是阴气盛。

　　以上讲的就是人体左右的轴。

三、人体轴心——心脏

1. 全身各处组织器官无处没有血管。

2. 全身所有血管与心脏相通。

3. 所以心脏是人体最为活跃的交流中心。

还有一个比较特殊，就是人体的轴心，这个轴心就是心脏。人体内有一个地方，它跟所有的地方都有关联，而且是直接关联，那就是心脏。因为所有的血液都是由心脏来提供的，所有的代谢最终都得回到心脏，然后才能分配给其他的脏腑器官，让它们去工作，所以说人体的轴心就是心脏。

我们记住这三个轴，两个是线性的轴，一个是轴心。心脏是人体最活跃的一个交流中心。

第二节　人体功能关系的极偶

一、上下极偶

1. 脑脊髓脉延髓（风府）以下的上下极偶

胸 10 棘突下是躯干部的中心，风府是整个人体的中心，要记得外胚层正中间的脊髓的中心是第一颈椎那个地方。大概先知道这几个标志。

接下来以胸 10 纬为中心，和这个中心等距离的点，就是一对一对的极偶。

比如胸 9 纬对的是胸 11 纬，因为胸 10 纬是中。胸 9 棘突下对的就是胸 11 棘突下，如果说胸 11 棘突下痛，可以针胸 9 棘突下来治疗。纬脉相对应的脏器病变也可以这么选。如果是胸 8 纬的问题，那选择的是胸

12 纬，这就是一对极偶。胸 7 纬跟腰 1 纬是一对，胸 6 纬跟腰 2 纬是一对，胸 5 纬跟腰 3 纬是一对，胸 4 纬跟腰 4 纬是一对，胸 3 纬跟腰 5 纬是一对，胸 2 纬和骶 1 纬是一对。胸 1 纬对的是骶 2 纬，颈 8 纬对的是骶 3 纬，颈 7 纬对的是骶 4 纬，颈 6 纬对的是骶 5 纬，颈 5 纬对的尾 1 纬，颈 4 纬对的是尾 2 纬，颈 3 纬对的是尾 3 纬，颈 2 纬对的是尾 4 纬，颈 1 纬对的是尾 5 纬。实际上尾 1 纬、尾 2 纬、尾 3 纬、尾 4 纬、尾 5 纬基本上已经融合了，针刺时就针尾骨旁边就可以了。

有同学跟我临床的时候可能见过，腰疼针胸部不针腰，针刺以后也好了。背疼呢，我没有针刺胸部，而针刺的是腰，病人也好了。这些依据就都在这里，大家只需要把这个规律记下来就可以，这就是它的极偶。详见表 3。

表 3　脑脊髓脉上下极偶对应关系

胸 9 棘突下	胸 11 棘突下
胸 8 棘突下	胸 12 棘突下
胸 7 棘突下	腰 1 棘突下
胸 6 棘突下	腰 2 棘突下
胸 5 棘突下	腰 3 棘突下
胸 4 棘突下	腰 4 棘突下
胸 3 棘突下	腰 5 棘突下
胸 2 棘突下	骶 1 棘突下
胸 1 棘突下	骶 2 棘突下
颈 7 棘突下	骶 3 棘突下
颈 6 棘突下	骶 4 棘突下
颈 5 棘突下	骶 5 棘突下
颈 4 棘突下	尾 1 棘突下
颈 3 棘突下	尾 2 棘突下

颈 2 棘突下	尾 3 棘突下
颈 1 棘突下	尾 4 棘突下
枕骨下	尾 5 棘突下
百汇穴	会阴穴

关于夹脊穴和它也是类似的，以胸 10 为中心穴位也是上下一一对应的偶联关系。

2. 前正中脉的上下极偶

前正中脉的上下极偶，规律与脑脊髓脉的上下极偶是一样的，以肚脐为中心，肚脐正好是胸 10 纬，我们就以这个为中心。

任脉上的穴位没有完全按照纬脉理论对应起来，因为古人在给穴位命名的时候并不知道还有纬脉，如果知道纬脉我估计他们就不会命名这么多穴位了。以神阙（胸 10 纬）为中心，各对极偶的对应关系见下表。

表 4　前正中脉上下极偶对应关系

水分（胸 9 纬）	气海（胸 11 纬）
中脘、建里（胸 8 纬）	中极（胸 12 纬）
巨阙（胸 7 纬）	耻骨联合（腰 1 纬）
鸠尾（胸 6 纬）	箕门（腰 2 纬）
中庭（胸 5 纬）	阴包（腰 3 纬）
膻中（胸 4 纬）	中都（腰 4 纬）
玉堂（胸 3 纬）	太冲（腰 5 纬）
紫宫（胸 2 纬）	跗阳（骶 1 纬）
华盖（胸 1 纬）	阴囊、跗阳（骶 2 纬）
内关、大陵（颈 8 纬）	阴囊（骶 3 纬）
内关、大陵（颈 7 纬）	会阴旁（骶 4 纬）

下篇　慈方极联理论与应用·第四章　人体极联

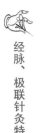

续表

内关、大陵（颈6纬）	会阴旁（骶5纬）
内关、璇玑（颈5纬）	长强旁（尾1纬）
璇玑（颈4纬）	长强旁（尾2纬）
天突、廉泉（颈3纬）	长强旁（尾3纬）
翳风、廉泉（颈2纬）	长强旁（尾4纬）
翳风、廉泉（颈1纬）	长强旁（尾5纬）

二、左右极偶与前后极偶

左右极偶是指所有左右对称的部位，就是左边一个点与右边的一个点是对称的。同理，前后极偶就是前面一个点与后面一个点是对称的。这全部都是对称的，等距离就是对称的。这个比较好记，临床上自己一量就知道了。

三、内外极偶

内外极偶就是里边和外边是相对应的，这个在咱们纬脉理论里面已经讲过了，概括成下表（表5），以便一目了然。

表5　内外极偶关系

所属纬脉	脑脊髓脉或相应夹脊穴	前正中脉	其他选择	对应内脏
三叉纬脉		印堂、素髎、人中、承浆		眼球、蝶窦、筛窦、泪囊、鼻腔黏膜、上颌各牙、牙龈、上颌窦鼻腔和口腔的黏膜、部分硬脑膜、上颌窦黏膜、腭部黏膜、鼻腔黏膜、腭扁桃体、下颌各牙、牙龈、舌前2/3、口腔底黏膜、腮腺、颊黏膜、口腔底黏膜、舌前2/3黏膜、下唇黏膜

所属纬脉	脑脊髓脉或相应夹脊穴	前正中脉	其他选择	对应内脏
面纬脉		印堂、素髎、人中、承浆		舌前 2/3 味觉感受器、下颌下腺、舌下腺、泪腺、腭及鼻黏膜腺体
迷走纬脉			耳根、耳道	呼吸系统、消化系统绝大部分器官、心脏
颈 1 纬脉	枕区、风府或夹脊穴		翳风、天容	咽喉、甲状腺
颈 2 纬脉	风府或夹脊穴	廉泉		咽喉、甲状腺
颈 3 纬脉	哑门或夹脊穴	天突		气管、肺、心脏、食管
颈 4 纬脉	颈 3 棘突下或夹脊穴	璇玑	内关	气管、肺、心脏、食管
颈 5 纬脉	颈 4 棘突下或夹脊穴		内关、大陵	心脏、食管、胸部血管
颈 6 纬脉	颈 5 棘突下或夹脊穴		内关、大陵	心脏、食管、胸部血管
颈 7 纬脉	颈 6 棘突下或夹脊穴		内关、大陵	心脏、食管、胸部血管
颈 8 纬脉	颈 7 棘突下或夹脊穴		内关、大陵	心脏、食管、胸部血管
胸 1 纬脉	胸 1 棘突下（陶道）或夹脊穴	华盖		气管、食管、胸部血管、心脏
胸 2 纬脉	胸 2 棘突下或夹脊穴	紫宫		食管、胸部血管、心脏
胸 3 纬脉	胸 3 棘突下（身柱）或夹脊穴	玉堂		食管、胸部血管、心脏

下篇 慈方极联理论与应用・第四章 人体极联

所属纬脉	脑脊髓脉或相应夹脊穴	前正中脉	其他选择	对应内脏
胸 4 纬脉	胸 4 棘突下或夹脊穴	膻中		食管、胸部血管、心脏
胸 5 纬脉	胸 5 棘突下（神道）或夹脊穴	中庭		食管、胸部血管
胸 6 纬脉	胸 6 棘突下（灵台）或夹脊穴	鸠尾		食管、胸腹部血管、胃
胸 7 纬脉	胸 7 棘突下（至阳）或夹脊穴	巨阙		腹部血管、胃、肝胆、胰腺
胸 8 纬脉	胸 8 棘突下或夹脊穴	中脘		腹部血管、胃、肝胆、胰腺
胸 9 纬脉	胸 9 棘突下（筋缩）或夹脊穴	下脘、水分		腹部血管、胃、肝胆、胰腺
胸 10 纬脉	胸 10 棘突下（中枢）或夹脊穴	神阙		腹部血管、胃、肝胆、胰腺、小肠
胸 11 纬脉	胸 11 棘突下（脊中）或夹脊穴	气海		小肠、结肠、直肠
胸 12 纬脉	胸 12 棘突下或夹脊穴	中极		小肠、结肠、直肠、膀胱、生殖器官
腰 1 纬脉	腰 1 棘突下或夹脊穴	耻骨联合		结肠、直肠、肾、膀胱、生殖系统
腰 2 纬脉	腰 2 棘突下（命门）或夹脊穴		箕门	结肠、直肠、肾、膀胱、生殖系统

所属纬脉	脑脊髓脉或相应夹脊穴	前正中脉	其他选择	对应内脏
腰 3 纬脉	腰 3 棘突下或夹脊穴		阴包	结肠、直肠、肾、膀胱、生殖系统
腰 4 纬脉	腰 4 棘突下（腰阳关）或夹脊穴		中都	结肠、直肠、肾、膀胱、生殖系统
腰 5 纬脉	腰 5 棘突下或夹脊穴		太冲	结肠、直肠、肾、膀胱、生殖系统
骶 1 纬脉	骶 1 棘突下或夹脊穴		跗阳	结肠、直肠、肾、膀胱、生殖系统
骶 2 纬脉	骶 2 棘突下或夹脊穴	阴囊	跗阳	结肠、直肠、肾、膀胱、生殖系统
骶 3 纬脉	骶 3 棘突下或夹脊穴	阴囊		结肠、直肠、肾、膀胱、生殖系统
骶 4 纬脉	骶 4 棘突下（腰俞）或夹脊穴	会阴		结肠、直肠、肾、膀胱、生殖系统
骶 5 纬脉	骶 5 棘突下或夹脊穴	会阴		结肠、直肠、肾、膀胱、生殖系统
尾 1 纬脉	长强	长强		结肠、直肠、肾、膀胱、生殖系统、肛门

这块儿知识主要就是需要大量地记忆，其实道理应该比较简单。

下篇　慈方极联理论与应用·第四章　人体极联

153

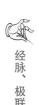
四、轮极偶（上下左右交叉极偶）

1. 轮极偶（上下左右交叉极偶）

这儿需要给大家讲一个"轮极偶"，这个"轮极偶"的概念是我第一次提出来的。因为在我们中医里边有一个现象，就是我们好多经脉在大椎那里交汇，对不对？但是实际上，在神经系统里边是在哪儿交汇呢？在延髓那儿有一个椎体交叉，对不对？这里的神经纤维从一侧到另一侧。中医讲的经脉虽然在大椎交汇，但是又会回到同侧。而神经纤维到延髓交叉

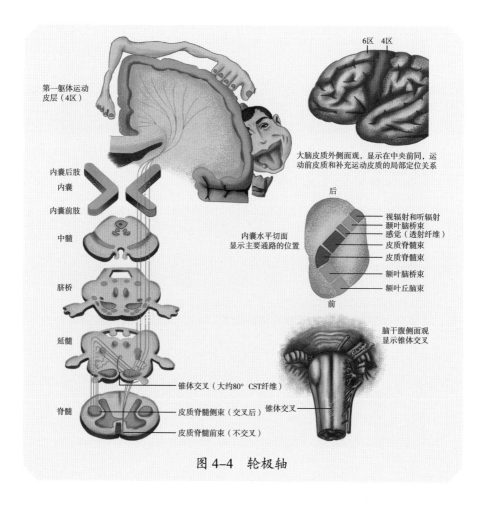

图 4-4 轮极轴

就不是这样了，它上去以后右半球支配左边，左半球支配右边，是不是这样？这个规律从西医的角度来讲没什么，只是作为一种功能定位而已。治疗上又有什么用呢？对我们的治疗有什么启发呢？所以我们发现了这个现象，就提出了"轮极偶"的概念。因为我们知道风府是一个核心，风府就是"轮极偶"的中心。

2. 轮极偶的卫中枢（大脑与脊髓）——风府

我们看一看"轮极偶"现象。在人体的发育过程中，源于外胚层的脑脊髓脉内部，在延髓部位对应的就是风府穴，出现了明确的左右交叉，也就是椎体交叉，其间联系具有明确的上下、左右交叉规律，形成"轮极"现象，有明确的"轮极偶"关联。这个还不太明白的话，我们看图 4-5。

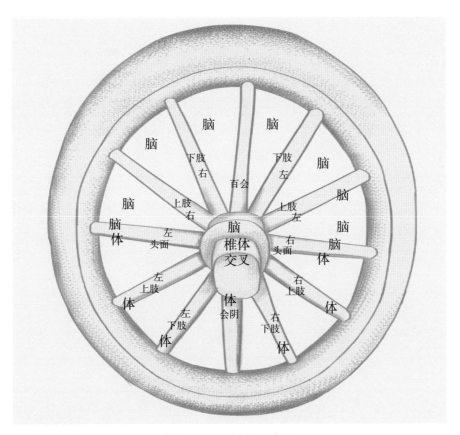

图 4-5　轮极联示意图

神经纤维从大脑出来以后，先沿着同侧下来，然后到对侧下去支配对侧，对吧？从大脑大家学过神经系统解剖的应该都知道，干过临床的也都知道，为什么左侧脑梗、脑出血了以后是右侧肢体出问题？就是这个原因。是因为脑子里面就是这么个结构，在延髓这儿有椎体交叉。

在神经系统里面，在头面部还是支配同侧的，头面部以下就支配对侧，所以说瘫痪的时候是交叉瘫痪，比如左侧脑梗后是左侧头面瘫痪和右侧肢体瘫痪，对不对？右侧大脑对应的是右侧头面和左侧肢体。百会下面对应的就是会阴，它就形成一个上下、左右交叉的一个现象，正好画下来就相当于轮子的关系。除了上下、左右对称的极联关系以外，这里又有一个轮交叉现象，也就是说这个人体的联系太全面了，都是最高效率的联系，如果上边要和下边联系，不需要拐这个弯，可以直接发生联系，如果左边要和右边发生关系，也不需要拐那么多弯儿，直接就可以联系。

所以轮极偶就真正体现了"全息规律"的本质，人体内就有这么多的联系，它是本来就有的，不是后人想象出来的。所以说我觉得在知道了这个"轮极关系"的时候，就又给我们提供了一个思路：也就是当左侧肢体有病的时候，我可以调节病人的右半球。右半球在头皮上是有定位的，大家学过头针的话就知道，下边跟头面部对应，上面跟下肢对应，对吧？学过头针的话，就可以理解这个了。我们知道了这一种联系和"轮极"联系的时候，我们就把所有的极联关系就搞清楚了，这就是全息的本质。自然的人体就是这么巧妙！

五、泛极偶

其实"轮极偶"和其他的"极偶关系"合起来已经很全面了，但是我们又提出一个"泛极偶"的问题，就是有一个地方和所有地方都有联系。那这个地方是哪儿呢？这个地方就是神阙，就是集合总汇。你看左右合起来的任脉，是必然要通过它的，对不对？然后整个内胚层的周边全部都聚在这个地方，是不是？也就是说神阙这个部位，是和全身所有地方直接发生联系的，这又是一个非常重要的部位。

所以说危重病人，艾灸神阙能够起死回生，可能就是因为它是"泛极偶"的唯一关键穴位，也是我们刚才讲到有关生殖各方面的虚弱性疾病治疗时，都要选择的一个穴位。

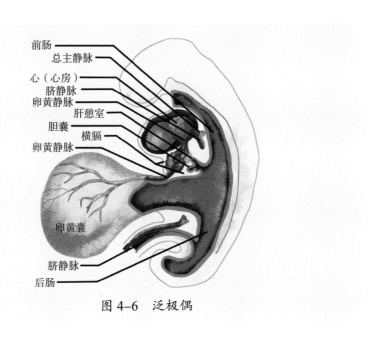

前肠
总主静脉
心（心房）
脐静脉
卵黄静脉
肝憩室
胆囊
横膈
卵黄静脉

卵黄囊

脐静脉
后肠

图 4-6　泛极偶

六、非极偶

我们有"泛极偶"，还有一个"非极偶"，就是根本就没有极偶的，那就是心脏。因为心脏是和全身各处都发生联系的，也就不用谈极性了，是直接发生联系，无所谓极和不极，如果你把它当成极那就是极，不当成极也可以不是极。

经脉、极联针灸特效疗法精要

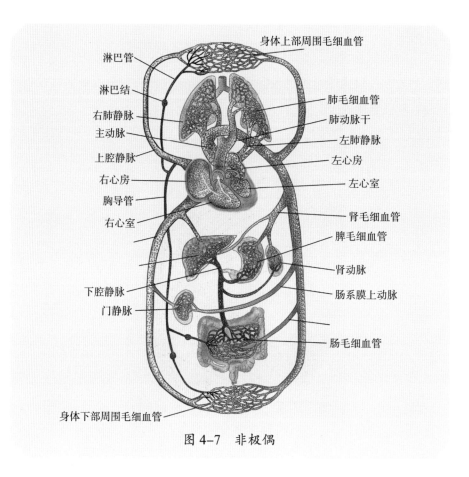

淋巴管
淋巴结
右肺静脉
主动脉
上腔静脉
右心房
胸导管
右心室

身体上部周围毛细血管
肺毛细血管
肺动脉干
左肺静脉
左心房
左心室

肾毛细血管
脾毛细血管
肾动脉

下腔静脉
门静脉
肠系膜上动脉

肠毛细血管

身体下部周围毛细血管

图 4-7 非极偶

第五章

极偶病证的诊治

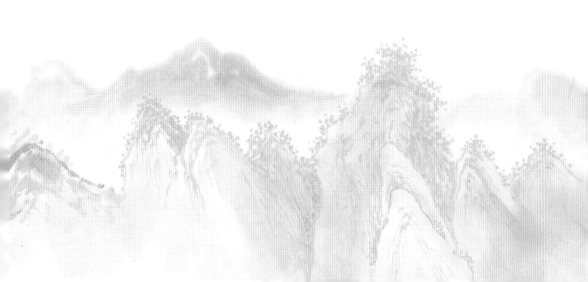

第一节　人体极偶的特征

下面我们就谈谈极偶病证的诊治。最后我们都得落实到临床上来，怎么治疗？这里我们也只能笼统地讲一下，只要你掌握了相关极偶关系的时候，就可以治疗，这只是一个原则。

1. 相反相应

极偶的特征之一，是相反相应，两侧相反的部分会发生应答反应。所以可以用极偶来指导调节，用一端来调节另一端的病理问题。

2. 极偶一端的疾病，可在另一端给予同一性质的刺激使其缓解

一端疼痛，就在另一端用疼痛刺激；一端怕热，就在另一端用热刺激；一端怕冷，就在另一端用冷刺激。这样的话，就把整个身体调平衡了，然后就不难受了。

第二节　极偶病证

一、躯干部位上下极偶病

1. 上下中枢：神阙、天枢、中枢

其实这个病挺多的。躯干上下极偶的中点有天枢穴、中枢穴以及神阙穴。我们在治疗全身筋脉疾病出现疼痛的时候，经常选用的是筋缩。为什么选用筋缩，因筋缩是第 9 纬，最接近中枢穴。天枢是身体前侧上下的中点，中枢是身体后侧上下的中点，这些都是中点。上下极偶病我们就选用这些穴位。

2. 纬脉对应

可以按照纬脉理论，去选用上下相应的纬脉穴位。

二、左右极偶病证

左右极偶证，这个咱们实际上已经讲过了，是左右对称失衡。

三、轮极偶病证

1. 卫中心（大脑与脊髓）：风府。
2. 参考大脑功能定位。

这个卫中心就是风府，我们今天谈得最多的就是它。

四、内外极偶病证

纬脉的层级刚才把具体的对应也给大家又说了一遍，临床上照那些对应关系用就可以了。

五、极合总处（神阙）病证

极合总处就是神阙，也就是泛极偶。全身虚弱性疾病艾灸神阙就可以了。

六、非极偶病证

非极偶病证就是与心脏相关的，像冠心病我们就选用鸠尾、内关。因为这一块儿内容太多了，我们也就不再展开讲了。

小结

有了这个极偶概念的时候，其实就能真正理解全息，理解左病右取、右病左取、上病下取、下病上取。然后就能知道如何交叉取穴了，但是一定要记住交叉点在哪儿，不是能随便交叉的。

问答环节

1. 慢性荨麻疹怎么选穴治疗?

答: 这个按说跟咱们今天的内容关系不大。但是慢性荨麻疹如果要按照我们今天讲的经脉理论来看，它实际上应该是哪一个经脉的病? 其实是内胚层中脉的，也就是整个胃肠黏膜最里边这一层。所以它其实就是内胚层器官的问题，它的屏障功能出现了问题。出现腹腔黏膜、肠黏膜的损害，有害物质进入人体就可以引起过敏，实际上是这样的。

像这类病的治疗，如果是伴随呼吸系统问题的多，就选用胸部的这些穴位；如果是伴随消化系统的问题的多，就选用背部、腹部的这些穴位治疗。只要能把内胚层来源的这些脏腑器官功能给调整过来，黏膜屏障能够调整好，它就不容易过敏了。所以说，我们有抗过敏药，那么有没有哪一个穴位能抗过敏? 只有你把屏障建好，它才不会过敏，而不要等它过敏了而再去抵抗。要想治好它还必须从内胚层所有的器官来调理。把咽喉部、肺部、胃肠道调好，荨麻疹自动就好了。

2. 鼻炎怎么针刺?

答: 其实鼻炎的治疗就是针刺蝶腭神经节，我们讲过的。就是从太阳穴这个部位针刺进去，就可以针到蝶腭神经节，针刺方法前面讲过了，疗效也是非常迅速的。

3. 面肌痉挛怎么治? 中风失语怎么治疗? 针灸治疗的效果怎么样?

答: 面肌痉挛也要看具体病情的轻重，如果这个病人已经病了好多年了，十年或者二十年了，这种情况针灸效果就不太好，可以考虑手术。轻的还是比较容易治的。我记得之前有一个老人家过来看病，他往诊桌前一

问答环节

163

坐，大夫就看到他下眼睑的地方一直在抽动，于是就给他针了四白，立即就不抽了，起效就这么快！所以说这个面肌痉挛你要看它具体在哪个部位。如果是整个面部痉挛，一般就选上关和下关就可以了，见效还是比较快的。但是到底多久能治好？也要看他的原发病是什么。

中风失语这个是很难治疗的。治疗也有比较常用的穴位，比如廉泉穴，这是跟舌头相关的；还可以选用翳风、天容等颈部的这些穴位。大家注意像中风这类病，患病时间久了想完全恢复正常几乎是不可能的，因为它涉及一些脑细胞的死亡。大家知道死亡了的脑细胞是不能复活的，但是在死亡细胞的周边有一部分细胞是半死不活的。那么通过针灸调理，是可以使这部分细胞复活的，从而功能得到部分恢复，但不可能是全部恢复。

4. 关于夹脊穴针刺的进针深度和针刺方向？

答：夹脊穴针刺其实是很安全的。进针深度一般来讲，可以进到最深处。但是最深处也就扎不过去了，为什么？因为底下就是骨头，是扎不过去的。所以说夹脊穴的针刺是非常安全的，不用担心。但是扎上去以后，针刺部位不要做大幅度的活动，那样的话容易把针弯在里边，容易滞针，起针的时候就不好起了。如果出现了这种情况，起针的时候，你让病人恢复到进针时的那个体位，针刺的时候是斜着坐的就让他还是斜着坐，直着坐的就还直着坐，这样的话就比较容易起出针来。进针的方向，一般就是垂直的，因为旁开 0.5 寸或者就紧挨着它的旁边的话，这个方向一般都是垂直进针，不会有太大的问题。

5. 一位 60 岁女性病人有肾囊肿或者其他的囊肿性疾病，针灸是否有好的方法？

答：用针灸治疗肾囊肿，我们没有做过这方面的研究。因为囊肿这种病，无论是针灸还是药物，都不敢说它肯定能缩小，但是确确实实有一部分病人吃完我们的药以后，囊肿在变小。至于针刺能不能使它变小，我想可能会有帮助，但我没有太多的经验。

6. 针刺的理论是否等同于使用艾灸，对穴位的刺激是否一样？

答：其实艾灸、针刺、点穴、刮痧，它们的机理是不一样的。针刺它的范围很小，但是它的刺激很强，病人的感觉又很集中，针刺是通过这个来调节的。艾灸呢，它通过温度等刺激改善局部的血液循环，它是通过这个环节起作用的。点穴，是按压，是压力在起作用。刮痧，是通过把血管刮破以后，有了瘀血和渗血，然后调动机体对它的吸收来起作用。所以说这些方法的机理各不相同，不能够一视同仁，认为都是一样的。如果是那样的话，就没有必要用这么多方法了。

7. 扎风府治疗失眠是不是要睡前施针？留针时间如何定夺？是否有什么手法？

答：首先，我们要注意风府穴的安全性。因为医生针刺操作不好就容易针到延髓上去了，往上一斜就会扎到颈髓和延髓。这时候如果刺破血管，导致那个地方出血的话，压迫延髓还是挺危险的。但是一般很少出现这种问题，因为我们用的针都比较细。这是第一个。其次，针刺深度不需要针太深。我记得上大学实习的时候，在某医院针灸科有一个大夫，他针刺风府就要针出那个针感往腿上窜、往胳膊上窜的感觉，而且有了这种感觉后，他还要在风府那里提插捻转。这个是很危险的，他可能没有遇上出血，都侥幸过去了。但其实这是一个很危险的操作。因为一旦出现了这种现象，它肯定就是碰到延髓了。所以一般不要这么操作，那么应该怎么针刺？我们治疗失眠，针刺的时候不需要去追求这些现象。我们只需要把针扎上以后，保证扎针的方向是向着下巴的，也就是说针尖是斜向下的，这样它绝对不会到延髓，更不会通过颅骨底部的枕骨大孔进到脑子里边去。所以说针尖向下这样针刺是安全的。再次，针尖向下这个方向，你就是扎深了，尤其是坐直了的时候针刺，你就是扎深了，也会被棘突给顶住了，你也针不进去太深，所以这样是安全的。在手法上，就是李少波老师教的呼吸补泻行针手法，只要有了轻微的针感，呼气的时候就往下轻轻地按，只用一点儿力，吸气的时候轻轻地往起提。不需要出现多大的幅度，那个力量只是有一点点就可以了。最后，就是针刺时间的问题，不局限于睡前。睡前可以，但是我们医生不可能等着病人睡觉前给病人扎针，这是不可能的。另外，针刺风府治疗失眠的机理近似安定但不是安定，它是调整我们整个身体的功能，使它处于一个协调的状态。所以说任何时候把功能调整至协调，都可以改善睡眠，不需要非在睡前针刺。我们可能受西医安

问答环节

眠药的用法影响，都忘了中医是怎么治病的了。

8. 我学这次针灸需要打什么基础？

答：可能这个课有的同学听得比较晕。课程中很多东西讲到纬脉，可能这类同学前两期的课程没有听到，所以想问问还有没有机会听。

如果没有听到，学东西从半截学，往往容易听不懂。所以刚开始我们做了一个简要回顾，也是在尽量照顾没有听到前边课程的同学，但我们有一部分内容不可能老重讲。整个前边讲过的录像，在慈方网校课堂里面都有。这个到时候跟慈方中医馆联系就可以了，还可以补听。这是我们前边讲的内容。

有关针灸基础的事情，实际上只要把我讲的这四次课都听完，我觉得你即使没有基础，也能取得一个很不错的效果。所以说，如果没有基础，你们把以前讲的好好复习复习。另外，我给大家的教材已经很具体了。哪儿有什么不舒服，可以选哪些穴位已经写得很具体了。像极联，我要不给你标出这个极偶来，你自己在那儿找，恐怕数半天还不知道到底对不对。但是你只要按照我讲的这个去做就可以了，临床就有效，所以说这个也不难。但是你要是说不难，四天课程加起来，内容也不少。

9. 局部的水肿，比如说左手水肿或者单侧的下肢水肿，针灸有什么办法？

答：一般来讲，局部的水肿的治疗，也是在局部。为什么呢？因为这不是一个全身性的问题。它就是因为局部有了瘀滞，气血运行不顺畅，水液交换有了障碍。治疗的话，你就在它水肿的边缘，在它和正常组织之间这个部位来进行选穴就可以了。至于你用针灸，还是用艾灸，或者是用别的，都可以灵活选择使用。

10. 想了解贾老师这些理论从萌芽到成熟的心路历程及时间？是不是从了解、练习真气运行之后开始的？

答：这些理论成熟确实是在学习真气运行之后，但是这些内容跟真气运行无关，因为这是我在上大学的时候就已经考虑过的问题。只有把胚胎学的知识学好，把从一个细胞变成一个人的过程搞清楚，你才能够把疾病的生理、病理搞清楚，才能够找到更多解决问题的办法。所以说，在上大学的时候，我就学过六遍《组织胚胎学》。我讲胚胎学的课是没有问题的。正因为我对这块儿知识掌握得这么详细，所以说才能知道我们中医发现的一些经脉，包括它的走向，以及它们之间的相互关系，在整个人体演变过程中是怎么形成的。也才知道我们描述的这些经脉在整个胚胎发育过程中，有些是没法儿确切地去描述的。所以要说是什么时间的话，真的是在上大学的时候，基本的大框架就已经形成了。是在30多年前，1985年毕业之前我就已经形成了这么一个认识。只不过这30多年来就一直在完善、细化和临床验证，才有今天给大家讲的这些内容。

11. 脊柱侧弯埋线的方法？

答：脊柱侧弯埋线，埋夹脊穴就可以。我讲了，就是在侧弯处弧线内侧夹脊穴埋线，不是突出来的那一侧，是凹的那一侧埋线。

12. 生殖脉针刺阴茎两侧如何取穴下针？

答：这个阴茎根部的针刺是极其安全的，是没有问题的。垂直、平刺都可以。你要用艾灸的话，就更不存在这个安全问题了。

13. 灵芝石斛三元饮的常用剂量？

答：其实药用对了以后，不需要用多大的剂量，四两拨千斤。关键是你用的药好，很符合病人的具体情况。灵芝我一般用 5 ~ 10g，石斛一般用 10 ~ 20g。三元饮的甘草一般就用 10g 左右，大枣通常都是用到 30g，因为大枣 30g 也没多少，一个大的枣至少 5g，5 ~ 6 个枣还是没有问题的。生姜，要根据病人的具体情况，如果口干得厉害，你就用少点；如果口不干就用多点，但是 25g 基本上也够了，最多也别超过 50g。

14. 在针灸的时候，需要留针吗？留针多长时间？不同的病症留针时间长短是否有区别？

答：是否留针要看是什么病，比如说有些病病程很短，可能治疗一次就好了。如果扎针前疼痛不能动、不能弯腰，扎上针就没事啦，那你想留针也可以，不留针也可以。但是这里有一个要求，就是病人不疼了以后也要教他做太极操，通过太极操来巩固。其实太极操，换个名就是"画圈"，就这么简单。哪个部位有病变，就在哪个部位画圈。比如网球肘，扎完了以后马上就可以不疼了，取针之后怎么巩固？其实也很简单，就做几个肘

问答环节

167

部的转圈运动，也不需要太多，过一会儿你可以再做几个，这样基本上一次就好了，不需要老扎针的。

15. 针刺听宫时要求张口取穴，而我们做"发蒙法"的时候是要求闭口的，这种情况怎么办？

答：其实针刺听宫不需要张口，不张口也能针进去，只是说张口比较好定位，能清楚穴位在哪儿。但是我们如果使张口扎的听宫，闭上嘴以后可能会觉得有点不舒服，但是更重要的是"发蒙法"的时候首先捏着鼻子，让病人整个气息先中断，不呼吸，迅速躺下，起来的时候再让病人吸气。所以说这个不矛盾，可以取穴时张口取穴，扎针时闭口进针，是可以针进去的。

16. 发作性睡眠，针刺有没有好的办法？

答：发作性睡眠，这个在临床上其实还是蛮多见的，尤其是肥胖的病人，还有就是中枢神经系统有问题的病人，会出现这种情况。针灸治疗肯定是有效的，但是对于这一类病人，尤其是肥胖的病人，其所谓的发作性睡眠，有的时候实际上主要就是在吃完饭以后犯困，没有什么很重要的事情的时候犯困，坐车也犯困……这一类病人实际上就是血液里边的甘油三酯太高了，甚至血管里边流的都不是血而是油了！所以说他们经常是脑子缺氧，很容易犯困。像这一类疾病，我们还是要配合药物，药物和针刺配合起来。

17. 轮极偶的交叉点只有风府吗？

答：对，只有这一个。因为风府是和延髓相对应的。你不可能去延髓那扎针，只能是在和它对应的体表风府穴来进行针刺。

18. 运动神经元病针灸的效果如何？

答：运动神经元病治疗的难度是很大的，这个疾病往往跟自身免疫或者是中毒有关。这种治疗我们一般来讲，还是主张用艾灸的办法比较好，用温通脑脊髓脉的办法，就是温通督脉的办法，这样治疗比较好。

19. 负阴抱阳律与《内经》中的"阳在外，阴之使也，阴在内，阳之守也"是有矛盾的吗？或者是不同层次的理解？有些困惑，请老师解答。

答：这个一点都不矛盾，如果阳不在内，外边那就不叫"使"了，对不对？它出去了才叫"使"，叫出使，所以说它藏在里边，出去就叫使，要不然它就不叫使了，是吧？所以说我觉得不要把"负阴抱阳"理解成关上门闭死了阳就不出去了，如果那样那也不是生命了，就阴阳离决了。只能说生命整体的阴阳分布应该是这样的。应该说这个阳在外，是阳的功能要体现在外边，但它本身必须是藏在里边的。"阴在内，阳之守也"是什么意思呢？它讲的这个"阴"实际上是我们的物质基础。就像我们前一段时间讲《脾胃论》的时候，说"阳"在哪儿呢？"阳"在阴血里边藏着。阴阳不是完全分开的，只不过是说在里边占的成分多一些，所以说不要把阴阳理解成截然分开，对立起来。阴阳本身就是一个融合在一起的整体。它从来没有对立过、分开过，一定是在一起的。只不过我们感知到的或者是我们关注到的不一样，描述出来有很多差异，但是都符合实际情况，因为各种情况都存在。所以我们经常说"只有我们想不到的"，实际上就是好多事情是想不到的。只有想不到的，没有不存在的，经常是这样。

20. 问：中风后会有肩手综合征，针刺效果如何？

答：中风以后的肩手综合征，实际上就是因为病人被动运动不够导致的。如果护理得比较好，病人的肌肉关节时不时都有人在给他活动，他就不会出现这种问题。其实就是因为病人自己不能活动，护理又不到位，才逐渐出现这种情况。针刺还是有效的，需要的时间长，别指望一针下去就好了。

21. 肾结石、肾绞痛急性发作时候，针刺八髎有效吗？或者是有什么其他的经验穴？

答：其实肾结石的疼痛，疼痛起来还是挺难治疗的。扎针是有效的，比如说像公孙、八髎、中极，这些穴位都可以取，有效。但是小的结石容易控制住，真正大的结石引起的那个绞痛，还真难控制，需要的时间也比较长。尤其是病人耐受性差的时候，你会觉得针灸上去缓解了一会儿，一会儿起完针他又疼了，经常遇到这样的情况。因为结石没有解决，光指望这个针彻底解决结石也不现实。就像你打杜冷丁一样，打上去那会儿不疼了；打上吗啡，当时可以不疼，但是过了药效时间还是疼。所以说不是光针灸就能彻底治愈的，但肯定是有帮助的。

22. 月经前偏头痛，针刺蝶腭神经节未见明显疗效，进一步有何止痛方法？

答：月经前的头痛，实际上还是应该用药物来治疗。这个头痛实际上是属于内分泌功能失调引起的，所以说像这种问题一定要通过吃药来治疗，早一点吃药。针刺镇痛也只是说扎上去短时间内会有所缓解，但是真正想要把它治好，也不是一次就能治好的。这个属于内分泌失调，如果针灸一次能治好这种病，那针灸也就太神奇了。针刺方法到目前应该说单纯一次想治好的可能性不大。

23. 四肢疾病如何运用极偶？

答：四肢的疾病如何运用极偶，这个问题太笼统了吧！四肢的什么疾病？那按照我讲的去选穴就可以了，如果你左边肢体有病，也可以针右边，那下肢疾病也可以针上肢，这都可以的啊。按照我们讲的选穴就行了，我觉得这个问题不需要问了。

24. 多囊卵巢综合征所引起的闭经，用针灸有什么效果吗？

答：这个我没尝试过，主要还是用药物治疗，没用过针灸。在我这儿也不可能天天给这类病人针灸，我这儿的病人来了开药都是半个月、一个月的，她们要是天天来，那其他好多病人连看病的机会都没有了。所以说，目前还没有用针刺治疗多囊卵巢综合征的这种探索及经验。

25. 已经参加了三期课程，想了解贾老师下次讲的针灸有什么好东西？

答：下次是最后一次，是功能单元疗法。功能单元疗法的疗效非常迅速，这个下一次再讲，我们初步安排在 5 月底之前。

26. 极联理论是基于什么灵感发现的？

答：其实不是灵感，还是基于已有的学问研究总结儿发现的。只有抱着疑问，才能够发现新东西；要是没有疑问，认为什么东西都是理所当然的，那就发现不了新的规律。虽然大家都看见了苹果掉下来，但牛顿被苹果砸了一下，万有引力就出来了。之前苹果不知道砸了多少人，也没砸出来万有引力，所以说这些总是给有疑问的人准备的。因为我发现这个地方很特殊，一直在困惑我。为什么神经要交叉？为什么要在这儿交叉？这到现在仍是个谜。我现在只是观察到这个规律，以及把这个规律利用好，我也不知道为什么出现交叉？但是因为有这个交叉，同时在这个地方也有不交叉的，所以不要以为所有的神经都在延髓这儿交叉。在这儿只有一部分的交叉。所以说才能够发现有轮极联，还有上下同侧的这种上下极联，还有左右对称的极联。只有这样，它才可以形成可以用全息来看待的一些规律。否则你不知道原理，只知道全息，那就不知道具体落实到实际形态是什么样子的了。

27. 关于乳腺结节和增生，针刺有什么好办法？

答：这个用针刺效果极好，选胸 4 纬就行。咱们应该有好多学员治过了，有个学员讲他治一乳腺纤维瘤，很大，扎完针 20 分钟以后，纤维瘤迅速变小。这个我也遇到过。曾经有个病人，是从东北跑来的，本来第二天要上手术台，前一天害怕做手术就跑过来了，那次我也正好带着学生。这个病人是左侧乳房有核桃大的一个肿物，扎上针半小时以后，再一摸就像花生米大小了，这个我都感觉到太不可思议了，但事实确实是发生了。所以说乳腺增生，还有结节引起的疼痛，治起来更快，一般针下去以后，在 3 到 4 分钟之内，疼痛基本上就止住了。曾经有一次，《健康报》的一个记者，她到我们医院来，先是找了外科，然后开了单子，拍钼靶检查片子。把这些事情都办完了，她给我打电话，正好我那会儿刚刚查完房没事，她就找我来。见面后我问她到这儿干什么来了？她就讲她来看这个病来了，准备要拍片子，我说行了，我来给你扎一针。扎上去两三分钟就没事了，不疼了，起效是非常迅速的。这个疗效大家体会一下就知道了。

28. 关于甲状腺疾病是否有好的办法？比如说甲状腺癌、甲亢。

答：甲状腺疾病其实并不可怕，但是甲状腺疾病的治疗也没有那么简单。如果说用针刺的话，我的治疗习惯经常是选用廉泉穴。这个廉泉穴在舌根部。在我们讲的经脉理论里边，甲状腺是一个内胚层来源的腺体，它的老家就在舌根部。针刺这个地方呢，就可以调节甲状腺，是有效的。但

问答环节

是对一些自身免疫问题比较严重的，疗效就很慢。所以我们一般都采用埋线的方式，因为天天扎针几乎是不可能的，病人不可能天天来，我们也不可能那么多时间，那么多的病人都那样的话，肯定就干不过来了。

关于埋线我也发现一个问题，包括昨天我们的弟子在诊所实习的时候，他们不敢做这个埋线，尤其是在廉泉埋线。他们怕有很大的危险，对于安全性和埋线深度没有把握。

其实廉泉穴还是比较安全的，一般来讲，首先我们选用的针一定是现在的一次性埋线针。在30年前我做埋线这个治疗的时候，用的都是穿线和手术针，用那个弯针把线丢进去，是那样来做。但是我觉得那个太痛苦了，而且还得有两个眼，有的时候线比较硬，它就有可能从那个进针的地方露出来，那样就会增加感染的机会。后来我用腰穿针给它埋线，但是我现在看，埋线针就是当年我们用的腰穿针。那么埋线的长度一般用0.5cm就足够了，不要再长，埋在舌根还是蛮安全的。尤其是埋在舌骨前边的正中间，那个地方也基本上不影响舌头的运动，越是在中间越不影响它的运动。顶多稍微有点异物感，然后再过几天就没事了。

29. 儿童近视尤其是真性近视是否有什么较好的治疗方法？

答：我还没有做过这方面的研究和临床经验，所以回答不了这个问题。

30. 嗅觉消失应如何思考并针灸取穴治疗？

答：嗅觉异常的针刺治疗效果还是蛮好的。但是，要连续针刺一段时间，不能够说针一次就好。如果追求几次就要治好，我估计你可能永远找不到治疗方法，因为你觉得没什么效果很快就又换别的治疗方法了。我们曾经有一个病人是从福州来的，嗅觉丧失，他在安贞医院做了有关嗅觉的最先进的检查。检查完了医生告诉他，你这个没有什么好办法，然后他就到我们医馆。扎针之前让他闻味道，你给他弄味道大的中药，他什么味道都闻不出来。等我们给他扎完针以后，刚开始他只能是闻出来这个中药和那个中药味道不一样，但是他不知道是什么，他确实不知道，因为是不同的药，他也不认识。他原来是分辨不出味道差异来的。给他针刺的也是蝶腭神经节，疗效可以说是非常迅速的。过了没多久，他又领着别的病人过来了。这个治疗还是应该配上药，针药配合才会更好。

31. 肥胖问题如何用埋线治疗？

答：肥胖我们前面讲过了，关键是管住嘴。治疗上让她不饿就行了，可以中药加埋线，关键还得管住嘴。但是单纯靠埋线不管嘴，也会越来越胖的。

32. 胸腹膜与三焦的关系？是如何认识三焦的？

答：我们为什么不再谈三焦的问题，因为中医里面三焦是最混乱的一个概念。历代叫法都不一样。实际上整个中胚层器官，除了我们能够感知到的，也就是能够看得到的骨骼、肌肉这些有形的东西之间的缝隙部分，通通都属于三焦。包括四肢也是有三焦的。只不过这些脏腑组织之间最大的缝隙就是胸腹腔、心包腔，它们只是三焦里面最大的这部分。我们避开"三焦"这个词不谈，就是为了避免和中医里面的概念相混淆。本来就乱，你再这么来一讲，它更乱。我们不希望乱上添乱，所以说我们要重新给它命名。

33. 关于侧列脉的进针深度及方向？

答：侧列脉一般平刺就行了，垂直刺的话一般不要太深。尤其胸部针刺不要太深，腹部还好一些，髂前上棘到肋骨这一段还是可以的，但是一般也不需要深刺，浅刺就够了。

34. 关于腰痛是深刺还是浅刺？刺到什么水平？效果怎么样？

答：等我们讲到功能单元理论的时候，我会具体地讲这个问题。那时候我还要把解剖学的东西好好地给大家过一下，告诉大家为什么要针那么浅？为什么要针那么深？那个到时候我会再讲。

35. 小儿流涎，针灸有没有什么好的办法？

答：小儿流涎，实际上还是有办法的。无论是口干还是流涎，都可以针刺颊车，疗效非常迅速。口干的病人针刺颊车，立即就不干了。干燥综合征的病人也都会有效，但是不能指望一次就好。如果是神经功能紊乱的病人，那么可能针一次就好了。但是如果是炎症性的、自身免疫性的干燥综合征，那就不能只一次了，需要配合药物。

问答环节

36. 针灸一般间隔多长时间针一次比较好？

答：不能这么笼统地谈这个问题。有些针一次就好了，就不谈间隔多长时间的问题。有些针刺疗效巩固的时间比较短，而有的针一次它能管很长时间。有些情况就管一两个小时，那你两次针刺间隔时间就短，不能笼统地讲。如果这么一笼统地讲，那就会出问题，有的人就容易得不到恰当的治疗，只有极少部分人可以。

37. 针刺中避免针刺到神经，那么针刺蝶腭神经节治疗鼻炎，真的要刺到神经上吗？

答：其实是刺在神经的边缘。如果病人在针刺的时候出现了电击样的感觉，一般在这种情况下就不要再做提插捻转了，因为已经在神经的边上了，就不要做提插捻转的手法。

38. 关于肺癌针刺有没有什么好办法？

答：肺癌针刺我没有经验，所以说也不能介绍。

39. 治疗自闭症有什么好办法？

答：自闭症的原因可能跟家庭环境和教育有关，我觉得还是要通过心理疏导，不能完全指望针灸。再一个，小孩不能完全配合治疗。你想给他扎针，他不乐意。你想给他吃点苦药，他也都不乐意。给小孩开药都要开成甜的，如果有点苦，还得告诉父母可以兑点蜂蜜。非要用针刺的话，就选用像印堂、风府、百会、四神聪，也只能这么来治疗了，还要需要小孩的配合。

40. 经脉与纬脉是否可以通过练功打通，或者是否可以自己感受到？

答：我曾经给北京中医药大学的学生专门讲过一次关于经脉的课，我的体会就是我只感受到了部分经络线的存在，没有感受到全部。因为之前练习真气运行，小周天通了以后，紧接着能感受到腿上的足太阳膀胱经和胳膊上的手阳明大肠经循行，再往后等到大周天也打通了，就感觉不到明确的一条线了，整个身体就都是模糊的。所以至于具体的经络线的问题，我们没法也没有必要去追求经脉线。包括之前老师讲的，有一个道家的师父在练功的时候，发现身体左边和右边都不一致，我觉得里边可能有很多主观的因素在干扰。因为很多功法都要求以意领气，这样是最容易出偏的。为什么我要坚持练真气运行法呢，因为真气运行是不让以意领气的，它是意到气到，绝不让你用主观意识去引导气。但是很多练功的人都急于求成，非要以意领气，想打通什么经脉，那样的话你就算打通也未必是真通，可能只是你意识上打通了，可能还会出现很多的问题。

41. 关于痛经，针刺是否有好办法？如果针刺有效，是止痛还是把病治好？

答：昨天门诊最后一位病人就是痛经的。给她扎上针以后，疼痛迅速缓解。你说扎一次就彻底好吗？我想我对所有的病人都不敢讲我能给你彻底治好，因为彻底治好的标准没有。就连感冒这样的问题，问我能不能除根？我都会说我不能保证。我能给你治好这次感冒，但是过几个月以后就又感冒了，不知道这叫不叫除根。就像你刚才问的一样，这次痛经给扎完针不疼了，不能叫除根，关键是除根的标准没有。

42. 有一个同学问膝关节屈伸时有弹响，如何治疗，这种情况如何预防关节损伤？

答：膝关节屈伸弹响，实际上还是因为关节滑膜有炎症。这个最好是针灸和药物结合起来，如果说加上艾灸会更好，再配上膝关节太极操。膝关节太极操就是坐在那儿，小腿垂下来，脚跟在地上画圈，悬起来画圈，顺画、倒画，但是也不要太多。每天做几次，做个十次八次的，每次画上八九个圈就够了。也不要在那一直转圈，太过了那就又坏了。这样配合起来，疗效还是蛮好的。

43. 肺节律、胃节律、直肠节律之中，举了一个例子就是通过胃节律调整直肠节律，能否通过调节肺的节律来影响胃肠？

答：其实胃肠功能不好的时候，我们有练气功调息，调息本身就是调节肺的节律。肺的呼吸节律我们是可以有意来调节它的。通过调节肺的呼吸节律，就可以改变胃肠的功能，实际上就是调节了胃肠的节律。

44. 子宫腺肌症如何针刺治疗？

答：一般来讲疼痛的时候通过针刺可以缓解，但要治好腺肌症最好是也要吃药，不要单纯只靠针刺。可以有效，但是否能彻底治好，我的经验不足。

问答环节

175

45. 临床工作中经常遇到顽固性失眠，而且伴随的各种原发病较多，针刺风府效果常不明显，可否具体举例说明有哪些相关临床症状及如何治疗？

答：上午我跟大家讲了，风府穴有点近似像"安定"。要想把失眠彻底治好，你还要把其他相关部位的异常情况给治好。比如说一个病人失眠，他如果有颈椎病，那你得把颈椎病脖子疼给他治好。你不给他治好脖子疼，他怎么睡得好？你不能指望一个穴位就行。再比如一个病人尿频，你不给他针刺治疗尿频，尿频引起的失眠也没法好。我们每个人的睡眠，会受到全身每一个部位的影响。所以说失眠的治疗，在选用风府的时候，我们一般都配上药，或者是配上其他部位的针刺治疗，这样才会好，不要单纯指望针刺风府。但是，风府治疗失眠真的已经很好了，我不知道你们为什么疗效不好。反正是我们针刺的效果都很好，我想不会是病人安慰我，非要说自己能睡着了吧！

46. 类风湿疾病，比如说引起晨僵的关节炎针刺效果怎么样？具体针刺哪些部位？

答：我觉得用艾灸比较好，而不是首选针刺。因为这个病用温通的办法比较好，单纯针刺不如配合上艾灸。再一个，还是要配合上药物综合治疗。类风湿不是个简单病，是一个自身免疫性系统性疾病，治疗的时间也比较长。

47. 针灸临床治疗时，是不是也需要通过舌苔、脉象等辨证分类治疗？

答：我们现在学院教育存在一个最大的问题就是太关注舌象了。误导了我们很多，为什么疗效不好？就是因为老在舌象上下功夫。明明病人肚子疼得厉害，肚子胀，大便不通，舌苔你可以不管它，只要大便一通畅，他的病情就缓解了。非在舌苔上琢磨半天，最后根据舌苔选了药还不管事。为什么呢？因为所有的症状表现，都是非常重要的。但是，我们目前经常过于重视舌象，而忽视其他的症状；或者是重视脉象，忽视其他的症状。这些都不对，一定要四诊合参，抓住重点。以重点的症状表现作为辨证依据，其他作为参考。如果不是这样，那你肯定会走很多弯路，病人也会遭很多罪，白吃那么多没什么效果的苦药。

48. 帕金森病能否用极联理论？

答：帕金森病其实是一个很难治的病，但是我们中医疗效还是比较好的。我有一个朋友，今年春节回去的时候我给他治疗。他患上这个病已经好久了，其实原来我也给他开过药，但效果不是很好。后来呢，他又用了西药，效果也不行，病情越来越重，最后还是来找我看。于是我就重新给他想办法，按照极联理论想治疗办法。结果给他开上中药以后，他爱人打电话说吃了一段时间药以后，感觉有效，比原来好。至于好到多少，我也没见，只是听他爱人那么一讲，我说那你就还接着吃吧。因为没有见病人也没法调方。当然也没有给他进行针刺治疗，因为我不可能给他治疗一次就能有明显的效果。因为帕金森病是大脑里边的神经细胞变性的疾病，也就是神经退化的疾病，你想把这个病一针治好，我觉得都是做梦。如果谁要跟你讲能治好，我觉得你就应该警惕点了，这个可能是个骗子。当然，也有这个可能，也许遇到了神仙，可能治好，但是我还没有遇到。

49. 神经官能症性的腹痛有什么好的针刺方法没有？

答：神经官能症腹痛当时给他针刺效果肯定很好，但是针刺治疗很难解决根本问题，因为他的整个神经系统并不稳定，所以说他还会反复。像这种针药配合治疗，是没有问题的。而且这类病人的针刺需要间隔时间短，要每天针，同时配合吃药，这样疗效才能巩固。如果是三天打鱼两天晒网，就永远是针刺的时候好，过几天就又恢复原样。

50. 风府治疗失眠和嗜睡，针刺的手法是不是有不同？

答：没有不同，之前讲过了，全部都是按照呼吸来进行行针，一般是5～10个呼吸。病人呼气的时候是按针，吸气的时候是提针。但是注意，提按的时候不需要有针刺幅度、针刺深度的改变，只是力量和趋势。

51. 脑脊髓脉虚损和腰椎间盘突出是不是有经验方？佛医学在临床当中的 应用有哪些？

答：关于佛医学在临床当中的应用这一块儿，不是一时半会儿就能讲明白的。之前我给北京中医药大学佛医班讲佛医学的时候，就讲了两天的内容，这个绝对不可能这么一会儿就能讲明白的。至于脑脊髓脉虚损性疾

问答环节

177

病的治疗，其实我们中医里面还是有好多可用的方子的。我觉得我们用得比较顺手，疗效也比较稳定的一张方子就是地黄饮子，这张方子还是蛮好用的。

52. 想体验一下关于蝶腭神经节的针刺，还有夹脊穴的针刺。

答：针刺蝶腭神经节治疗鼻炎、过敏性鼻炎，是同仁医院有一个老大夫叫李新吾，他提出来的。他的针刺方法跟我们不一样，他是从下关穴这儿扎，那个不容易扎得那么准确。但是我们选用的是太阳穴后面的这个地方针刺，针刺操作方法我们之前已经讲过了，在其他期的针刺培训课程里面也都有讲过。只要你把握好，基本上一针就可以到蝶腭神经节的周围。但是，人和人的差异很大，有的人脸胖肉多，定位就困难；有的人很瘦，定位和针刺就比较容易些。定位是最关键的。

53. 用针刺蝶腭神经节治疗过敏性鼻炎，但是病人要求多扎两次，埋线或者留针时间比较长是不是也可以？

答：在神经节周围，我们不主张埋线。这种长期持续的刺激最好不要在神经节及周围、包括神经干的周围进行。因为埋线的时候容易伤到神经，埋线针的斜面非常锋利，要是在神经周围操作容易割断神经，如果是那样就造成医疗事故了！但是针刺不会割断，针刺顶多是扎在神经上面，起针后就没事了。但如果是锋利的针扎进去，比如小针刀扎进去，就容易损伤神经，造成医疗事故，那医生就倒霉了，病人也倒霉了，所以尽量不用这些。